中华
经典通识

《黄帝内经》通识

刘 鹏——著

中华书局

图书在版编目（CIP）数据

《黄帝内经》通识/刘鹏著. —北京：中华书局，2024.5
（中华经典通识）
ISBN 978-7-101-16600-2

Ⅰ.黄…　Ⅱ.刘…　Ⅲ.《内经》-研究　Ⅳ.R221

中国国家版本馆 CIP 数据核字（2024）第 077860 号

书　　名	《黄帝内经》通识
著　　者	刘　鹏
丛 书 名	中华经典通识
主　　编	陈引驰
丛书策划	贾雪飞
责任编辑	周　天　吴艳红
封面设计	毛　淳
责任印制	管　斌
出版发行	中华书局
	（北京市丰台区太平桥西里 38 号　100073）
	http://www.zhbc.com.cn
	E-mail:zhbc@zhbc.com.cn
印　　刷	天津裕同印刷有限公司
版　　次	2024 年 5 月第 1 版
	2024 年 5 月第 1 次印刷
规　　格	开本/880×1230 毫米　1/32
	印张 8　字数 130 千字
印　　数	1-8000 册
国际书号	ISBN 978-7-101-16600-2
定　　价	56.00 元

编者的话

经典常读常新，一代有一代的思想，一代有一代的解读。"中华经典通识"系列丛书，邀请当今造诣精深的中青年学者，为读者朋友们讲授通识课。希望通过一本"小书"，轻松简明地讲透一部中华传统经典。

本系列丛书由复旦大学陈引驰教授主编，每本书的作者都是该领域的名家，他们既有深厚的学养，又长于深入浅出，融会贯通。每本书都选配了大量相关的图片，图文相生，能增强阅读的趣味性。

希望这套丛书，能成为人们了解中华传统文化的可靠津梁。

目　录

《黄帝内经》：被"封神"的中医法源

乾隆二十年十一月，客居北京的山东昌邑人黄元御（1705—1758）完成了他历时九个月的专著《素问悬解》。转年他辞别京城，回到昌邑老家，两年后与世长辞。在这本晚年著作的自序中，他写道："黄帝咨岐伯作《内经》，垂《素问》《灵枢》之篇，医法渊源，自此而始。所谓玄之又玄，众妙之门者也。"《内经》，即《黄帝内经》，由《素问》与《灵枢》组成。该书的写作形式为黄帝与岐伯等大臣的问答，此所谓"黄帝咨岐伯"。"自命甚高"（《清史稿》）的黄元御对《黄帝内经》的评价如此之高，将其作为中医的渊源与肇始，正是汉代以后特别是宋元以来医家的普遍认知。道教虽然也尊奉《黄帝内经》为经典，将其收入《道藏》之中，但时至今日，依然将这部汉代典籍作为指导医疗实践的理论经典，并且确有疗效的，恐怕只有中医了。

　　《黄帝内经》究竟是怎样一本书，是如何成为中医的经典的呢？请随我一起解开谜底。

1.《黄帝内经》是黄帝所著吗？

　　《淮南子·修务训》有云："世俗之人，多尊古而贱今，故为道者必托之于神农、黄帝而后能入说。"《黄帝内经》当然不是黄帝所作，托名黄帝以彰显学术渊源之深远、学问之博大而已。另外，《黄帝内经》的具体内容有浓厚的黄老学派色彩，这也是托名黄帝的重要原因。除了 1973 年长沙马王堆汉墓出土的《经法》《十大经》《称》《道原》外，黄老学派大多数文献已亡佚，《黄帝内经》因而也成为今人了解战国秦汉时期黄老学派思想的重要传世文献。《黄帝内经》内容繁杂，从先秦到汉代，兼容并蓄，气象各异，且对于同一问题，不同篇章常有不同的阐述和解答。因此，《黄帝内经》既非黄帝所作，就具体内容而言，也非一人所著。

　　尽管《黄帝内经》中许多篇章的内容反映了先秦时期的医

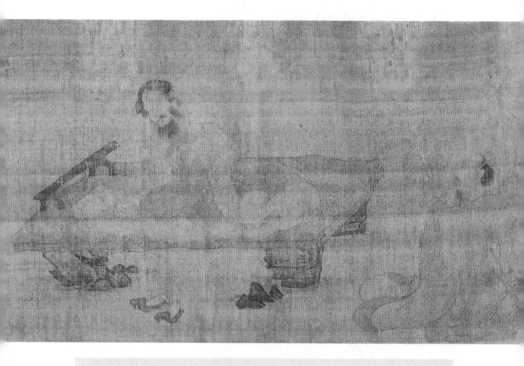

北宋杨世昌《崆峒问道图》

此图描绘了《庄子·在宥》中黄帝访广成子的故事，画面右下方朱
衣跪坐者即黄帝。现藏于故宫博物院。

马王堆汉墓出土帛书
《黄帝四经》

该帛书抄录于《老子》乙本前，分《经法》《十大经》《称》《道原》四篇。经学者研究，认定它是久已失传的《黄帝四经》。现藏于湖南博物院。

学知识水平，但最终将不同学术渊源、不同时代的医学知识汇集在一起，并试图消融不同学派知识之间的差异，从而形成一个尚且自洽的理论体系，则时间相对较晚，应是在两汉时期。至于是西汉末，还是东汉初，还是两汉之间的王莽新政时期，学界尚有争论。简言之，《黄帝内经》的初次结集成书是在汉代，但其具体文本内容所反映的历史时间跨度较大。

实际上，我们今天所看到的《黄帝内经》更为复杂，汉代以后的医家不断对其有修订增删，因此文本知识的"层累"现象明显。例如，《素问》中的"七篇大论"，即天元纪大论篇、五运行大论篇、六微旨大论篇、气交变大论篇、五常政大论篇、六元正纪大论篇和至真要大论篇，便是唐代医家王冰据"先师张公秘本"所补入。至于这七篇究竟是什么时期的文献，是否可靠，历代医家争论很多。宋代校正医书局林亿等人认为，这七篇"乃《阴阳大论》之文，王氏取以补所亡之卷"。张仲景在编著《伤寒杂病论》时曾提到他参考过《阴阳大论》，"感往昔之沦丧，伤横夭之莫救，乃勤求古训，博采众方，撰用《素问》《九卷》《八十一难》《阴阳大论》《胎胪药录》，并《平脉辨证》，为《伤寒杂病论》"。据此可知《阴阳大论》应该是东汉之前的早期重要医学文献，但其内容是否真如林亿所讲是王冰所补入的"七篇大论"，就不得而知了。

不仅如此，无论是篇章结构顺序，还是具体的文本内容，今天所见的《黄帝内经》皆已经过晋唐以来诸多医家的整理，早已不是汉代原貌。如王冰整理《素问》时便曾言："其中简脱文断，义不相接者，搜求经论所有，迁移以补其处。篇目坠缺，指事不明者，量其意趣，加字以昭其义。篇论吞并，义不相涉，阙漏名目者，区分事类，别目以冠篇首。君臣请问，礼仪乖失者，考校尊卑，增益以光其意。错简碎文，前后重叠者，详其指趣，削去繁杂，以存其要。"迁移、加字、别目、增益、削去……，通过王冰的表述，便可知《黄帝内经》早已"面目全非"。

2. 何谓"内经"？

经即经典，何谓"内经"？当然不是内科经典的意思。明代医家张介宾（1563—1640，字会卿，号景岳，别号通一子，今浙江绍兴人）曾云："内者，性命之道；经者，载道之书。"看起来解释得精妙，但恐怕是随文演义。考之于史志，《黄帝内经》之书名最早见于《汉书·艺文志·方技略》。方技之学，《汉书·艺文志》称其为"生生之具"，可谓古代的生命科学，分为医经、经方、房中和神仙四类。唐代颜师古云：方技，乃"医药之书。"颜氏的界定并不准确。除了医药之书外，方技还包括大量的房中、神仙之书，马王堆汉墓出土的方技类文献也佐证了《汉书·艺文志》的记载。

《汉书·艺文志》"医经"所列书目，除了《黄帝内经》十八卷外，尚有《黄帝外经》三十七卷、《扁鹊内经》九卷、《扁鹊外经》十二卷、《白氏内经》三十八卷、《白氏外经》三十六卷和《旁篇》二十五卷。"内经"与"外经"相对，有人以为并无深意，类似于书籍之上下册而已。也有人认为，"内经"讲的是最核心、最关键的内容，"外经"则是其他零散的重要内容。例如，现代学者张舜徽讲："医书之分《内经》《外经》，犹《春秋》《韩诗》有内外传，《晏子春秋》《庄子》《淮南》有内外篇也。《汉志·诸子略》杂家著录《淮南内》二十一篇，《淮南外》三十三篇。颜师古注云：'内篇论

道，外篇杂说。'《庄子》分内外篇，成玄英序云："内则谈于
理本，外则语其事迹。'斯又二者之异也。大抵内篇为作者要
旨所在，外篇其绪余耳。医书之《内经》《外经》，亦同斯例。
由于阐明理道者，辞旨精要，与夫杂说旁陈者不同，故《黄
帝内经》十八卷，而《外经》为三十七卷。"(《汉书艺文志通
释》)遗憾的是，除了《黄帝内经》，《汉书·艺文志》所著录
的其他六种医经类著作皆已亡佚，是否果如张舜徽所讲，尚
有待考证。

3. 今天所见的《黄帝内经》是《汉志》所著录的那本吗?

　　问题随之而来，今天所见的《黄帝内经》(即今本《黄帝
内经》)是否就是《汉书·艺文志》所著录的《黄帝内经》?
既往普遍将两者等同视之。但若深究起来，疑问之处颇多。
《墨子》有云："书于竹帛，镂于金石。"帛书与简牍曾并行于
世，缣帛的一卷与简策的一篇相当。所以，古人著录的很多
典籍是篇、卷无分。且受版本形制所限，一篇简策，一卷缣
帛，其文本容量是很有限的，大家参观博物馆时留意下出土简

帛文献的实物，便可知晓。因此，《汉书·艺文志》著录《黄帝内经》十八卷，实即十八篇，不可能容纳今本《黄帝内经》一百六十二篇（《素问》与《灵枢》各八十一篇）的内容，廖育群等学者早已指出此问题。

就医经类文献的主题而言，《汉书·艺文志》记载："医经者，原人血脉、经落（络）、骨髓、阴阳、表里，以起百病之本，死生之分，而用度箴石汤火所施，调百药齐和之所宜。"尽管今本《黄帝内经》中有血脉、经络、骨髓、阴阳、表里的阐释，但并非是其核心和主体内容。由此也可推断，今本《黄帝内经》与《汉书·艺文志》所著录者应该是同名异书。

那有没有一种可能是《汉书·艺文志》对医经类文献内容主题的概括并不准确，从而影响了上述的推断呢？我们可以《史记》对扁鹊的记载作为"断案"的证据。

司马迁在《史记》中为医家扁鹊和仓公（淳于意）列传，开创了正史为医家列传的先河。扁鹊列传中司马迁记载的扁鹊过虢诊太子、过齐诊桓侯的故事，大家并不陌生。细看扁鹊诊治太子的整个过程，论病以阳脉、阴脉、阴阳为核心，扁鹊诊治桓侯则以血脉、骨髓、表里为核心，这与《汉书·艺文志》对医经的表述完全一致。这不仅表明，《汉书·艺文志》对医经类文献内容主旨的概括并非凭空臆断之论，而且司马迁称扁鹊为"方者宗"，即方技之宗，是有文献依据的。大胆推测一下的话，司马迁撰写扁鹊列传时，说不定就参考过当时流传的《扁鹊内经》《扁鹊外经》等扁鹊学派的文献。所以，《史记·扁鹊仓公列传》的医学知识描述要比今本《黄帝内经》更加古朴，司马迁对扁鹊医学的记载要比今本《黄帝内经》更加接近《汉书·艺文志》对医经类文献内容主旨的概括。

因此，作为汉代结集成书的、反映秦汉医学特别是汉代中医学理论水准的经典之作，今本《黄帝内经》的学术价值虽然不容否认，但若从《汉书·艺文志》对医经类著作的著录及其内容主旨的描述出发来审视的话，它并非我们简单以为的是《汉书·志文艺》所著录者。进一步讲，秦汉中医学术史的真实复杂面貌远非今本《黄帝内经》所能囊括和呈现，若单纯或过多依据它来理解、追溯和建构秦汉中医学术史的话，所得到的结论或许并不准确。

4. 如何看待《黄帝内经》被"封神"？

在古代医家看来，《黄帝内经》为"医门圣经"，"犹儒者之五经、四书也"（清代医家高世栻《医学真传》）。《黄帝内经》被"封神"，原因是多方面的。首先是它自身的文献与理论价值。汉代之前的传世医学文献少之又少，《黄帝内经》引用和保存了当时诸多学派的医学文献，成为我们了解和研究秦汉中医学术发展史最为重要的基本文献，诚如孔子所言，"（文献）足，则吾能征之矣"。中华人民共和国成立以来，先后出土了大量汉代医学文献，如长沙马王堆汉墓简帛文献、成都天回镇老官山汉墓医简等，意义虽然重大，但依然无法削减和替代《黄帝内经》的文献价值。

《黄帝内经》的理论价值不言而喻，它对于天人和谐关系的高度重视，对生命正常秩序与失序状态的细致阐发，对未病养生预防与疾病治则治法的独到认知，成为历代医家认知生命和中医临证实践的重要准则与指导，是后世医家不断丰富、创新和发展中医理论体系的思想泉源。而且，其中所显现的中国优秀传统文化理念和中医智慧，也成为现代医学的重要借鉴和补充。

自身价值之外，也多少有些幸运的因素。文献脆弱，水浸火烧等自然因素外，若遭兵燹战乱，无疑是灭顶之灾，古人因之有五厄、十厄之说。两千余年来，《黄帝内经》经历代医家整理能流传至今，是奇迹，也是同时期其他医经类文献难有的幸运。

历史契机当然也是必不可少的促成因素。宋代以来，中医学的发展呈现出明显的儒学化倾向。宋儒通过重新诠释与发挥儒家早期经典文本以构建新儒学的方式与方法，以及对儒学传承"道统"的梳理，给予宋以后医家重要的思想启迪。宋代以后，《黄帝内经》、《黄帝八十一难经》（又称《难经》）、《神农本草经》、《伤寒杂病论》等汉代医书地位的愈加提升和经典化，大量经典注疏类著作的出现，以及张仲景被圣化为"千古集大成之圣人，犹儒宗之孔子"（清代医家徐大椿《医学源流论》），皆离不开上述历史文化背景和时代契机。近代谢观《中国医学源流论》中指出宋以后"以儒家所谓道统者，移而用之于医家"，真是一语道破。《黄帝内经》被"封神"，时势使然。

同时，我们应该看到，后人给《黄帝内经》所贴的诸多理所当然的"标签"，大多有深思甚至是质疑的空间。除上文所述外，又如，今天普遍认为《黄帝内经》由《素问》和《灵枢》两部分构成，但是《汉书·艺文志》并未如此记载，医经中提到的扁鹊和白氏其他几部典籍也未见这样的构成体例。那么，《素问》与《灵枢》是如何被后世医家视为《黄帝内经》的？而且，张仲景编著《伤寒杂病论》时仅言"撰用《素问》《九卷》"，至晋代医家皇甫谧才明确说："今有《针经》九卷，《素问》九卷，二九十八卷，即《内经》也。"《灵枢》与《九卷》《针经》之间又是什么关系？

如果不是皇甫谧认为当时流传的《素问》和《针经》就是《汉书·艺文志》所著录的《黄帝内经》，后人是否会将那些文献认定为《黄帝内经》，是否会认为《黄帝内经》与《黄帝外经》《扁鹊内经》《扁鹊外经》《白氏内经》《白氏外经》一样早已亡佚？如果真的是那样，被"封神"的应该是谁？不得而知。

中王仲宣時年二十餘謂曰君有病四十當眉落眉

落半年而死令服五石湯可免仲宣嫌其言忤受湯

勿服居三日見仲宣謂曰服湯否仲宣曰已服仲景

曰色候固非服湯之胗君何輕命也仲宣猶不言後

二十年果眉落後一白八十七日而死終如其言此

二事雖扁鵲倉公無以加也華陀性惡矜技終以戮

死仲景論廣伊尹湯液爲數十卷用之多驗近代太

醫令王叔和撰次仲景選論甚精指事施用按七略

藝文志黃帝內經十八卷今有鍼經九卷素問九卷

即二九十八卷即內經也亦有所忘失論遐遠然稱

迨多而切事少有不編次比按倉公傳其學皆出于

素問論病精微九卷是原本經脉其義深奧不易覽

晋代皇甫谧《针灸甲乙经·序》书影

今天，《黄帝内经》被中医业界作为中医基础理论的奠基之作，代表着中医理论体系的初步形成。汉代可谓中医的"经典时代"，《黄帝内经》《黄帝八十一难经》《神农本草经》《伤寒杂病论》皆成书于此时。《黄帝内经》之外的其他三部中医"经典"，皆有对《黄帝内经》理论的直接引述或应用。所以，相比而言，《黄帝内经》无疑是"经典之经典"。今天中医高等院校的本科开设了"内经选读"必修课，经典原文需要背诵考核，并招收培养《黄帝内经》研究方向的硕士生和博士生，其重要性不言而喻。

尽管如此，我依然认为，需要重视和肯定《黄帝内经》的价值，但不应神化，要实事求是。这应当成为我们面对"经典"和"传统"的基本态度。

一 《黄帝内经》的成书

1.《汉志》著录与今本《黄帝内经》

（1）什么是目录？

由于时间久远，许多中医古籍早已亡佚不见，诸多流传至今的传世文献也已经过历代整理而非原貌，如何了解历史上曾经存在哪些中医古籍并了解其大致内容？如何了解一本古籍的历代流传概况？一个比较简单的方法便是借助于目录。这里所讲的目录，并不是大家通常所见的一本书的章节结构，而是指目录之学。目，指的是篇名或书名，将诸多的篇名或书名汇集起来，一一列举其名，就叫作目。录，即叙录，又称序录、解题，逐一介绍某书或某篇之内容旨趣，并按一定的次序加以编排，是对目的说明和编次。所以，一本古籍如果目录学有记载，即使已经亡佚，我们依然可通过目录大致了解其篇章结构、内容主旨和流传整理情况。

尤其是像《黄帝内经》这样的早期医学文献，流传至今，两千余载，中间经历了多少古人之手，才形成了今天的样貌，必须借助历代目录学著述才能对其流传过程中衍生的诸多问题做出判断和解答。这也是本书为何要在介绍《黄帝内经》具体内容之前，先从目录学的著录说起的原因。诚如清代王鸣盛所言："凡读书最切要者，目录之学。目录明，方可读书；不明，终是乱读。"（《十七史商榷》）

中国古代有很好的编修目录的历史传统，"二十四史"等正史中的艺文志和经籍志，便是此类内容。据东汉班固《汉书》所记载，西汉刘向校书时，每一本书校注整理完成后，"条其篇目，撮其指意，录而奏之"。"条其篇目"即是"目"，"撮其指意"便是"录"。刘向据此编成中国最早的目录学专著《别录》，其子刘歆又在《别录》的基础上编成《七略》。《七略》即辑略、六艺略、诸子略、诗赋略、兵书略、数术略和方技略，辑略是总论，所以七略实际上是将图书分为六类。《七略》今已不见，但大部分内容被班固收录于《汉书·艺文志》。

（2）《黄帝内经》与《素问》《灵枢》

《汉书·艺文志》的"方技略"分为医经、经方、房中和神仙四类。《黄帝内经》之书名的首次著录，便隶属《汉书·艺文志·方技略》，与其同属于医经的尚有《黄帝外经》《扁鹊内经》《扁鹊外经》《白氏内经》《白氏外经》《旁篇》。如本书"导言"中所讲，从汉代版本形制篇与卷的等量关系而言，《汉书·艺文志》著录的《黄帝内经》十八卷，实即十八篇，而今天所见的《黄帝内经》则是一百六十二篇，所以，今本《黄帝内经》应非《汉书·艺文志》所著录者。尽管如此，考虑到大家已经形成的习惯性认识，也为了行文的简洁方便，本书在将今日所见《黄帝内经》与《汉书·艺文志》所著录的《黄帝内经》相比较时，方将今日所见者名为"今本《黄帝内经》"，其余情况下则直接称《黄帝内经》。

《汉书·艺文志》虽著录《黄帝内经》，但未言《黄帝内经》是由《素问》和《灵枢》所构成。汉代张仲景言其撰写《伤寒杂病论》时曾参考过《素问》和《九卷》，但没有说参考的便是《黄帝内经》。直至晋代医家皇甫谧（215—282，字士安，号玄晏先生，今甘肃灵台人）编撰《针灸甲乙经》时，方才说《素问》和《针经》便是《黄帝内经》，其云：

按《七略》《艺文志》，《黄帝内经》十八卷。今有《针经》九卷，《素问》九卷，二九十八卷，即《内经》也。亦有所亡失。其论遐远，然称述多而切事少，有不编次。比按《仓公传》，其学皆出于《素问》，《素问》论病精微，《九卷》原本经脉，其义深奥，不易览也。

这段话先称《针经》，后称《九卷》，说明《针经》和《九卷》是同书异名，或者是同一本书的不同传本。

另外，唐代王冰（号启玄子，里籍不详，约生活于唐景云至贞元年间，曾为太仆令，后世称为王太仆）在整理校注《素问》时曾讲：

班固《汉书·艺文志》曰："《黄帝内经》十八卷。"《素问》即其经之九卷也，兼《灵枢》九卷，乃其数焉。

学界既往一般是基于以上信息，认为《灵枢》与《九卷》

《针经》三者是同一本书的不同传本，而王冰则是最早将《九卷》《针经》视为《灵枢》的人。

但是，南宋王应麟《玉海》卷六十三著录《黄帝灵枢经》时写的一段话，让我们对此问题又有新的思考和认识。其云：

《书目》：《黄帝灵枢经》九卷，黄帝、岐伯、雷公、少俞、伯高答问之语。隋杨上善序，凡八十一篇，《针经》《九卷》大抵同，亦八十一篇。

王应麟所引的《书目》即南宋陈骙等所编的《中兴馆阁书目》，成书于淳熙五年（1178）。"隋杨上善序"，究竟是杨上善（589—681，祖籍今陕西华阴，曾任太子文学等职）为《黄帝灵枢经》所作的序，还是为其所著《黄帝内经太素》作的自序，学界有不同解读。《黄帝内经太素》散佚于南宋、金元间，但陈骙等编撰《中兴馆阁书目》时，该书若尚存于世，则完全有引用的可能。无论是杨上善为《黄帝灵枢经》作序，还是其《黄帝内经太素》自序中提到《灵枢》，皆已表明早在王冰之前便已有《灵枢》之称，而非王冰首次改《九卷》《针经》为《灵枢》。

虽非王冰首改，但将原本朴实易懂的书名改为《灵枢》的人，恐怕与王冰的身份一样，是道教人士。日本学者丹波元胤在其《中国医籍考》中讲："今考《道藏》中，有《玉枢》《神枢》《灵轴》等之经，而又收入是经，则《灵枢》之称，意出于羽流者欤！"羽流者，即为道士。灵与枢，皆是道教常用之语。明代医家张介宾认为"神灵之枢要，是谓《灵枢》"。任应秋曾认为如此解释有些神秘化，直抒己见："灵者，验也。针刺的疗效，至为灵验，但必须得其刺法之枢机而后灵，故名之曰《灵枢》。"（《内经十讲》）我倒以为，《灵枢》之名如果真如任应秋所讲，那么古人就没有必要改《九卷》《针经》为《灵枢》了，叫《九卷》《针经》岂不是更平实？

谈到《灵枢》之名的由来，顺便说一下《素问》之称谓。历代医家对"素问"之义，颇多解读。张介宾认为："平素所讲问，是谓《素问》。"（《类经》）将"素"释为平素、平时，好理解，但似乎有点随意。宋代校正医书局林亿等在校注整理《素问》时曾引用南北朝医家全元起（约生活于 5 世纪下半叶至 6 世纪上半叶，里籍不详，据《南史·王僧孺传》记载曾任侍郎）的解读，并加以阐释，其云：

全元起有说云：素者，本也。问者，黄帝问岐伯也。方陈性情之源，五行之本，故曰《素问》。元起虽有此解，义未甚明。按《乾凿度》云：夫有形者，生于无形，故有太易，有太初，有太始，有太素。太易者，未见气也；太初者，气之始也；太始者，形之始也；太素者，质之始也。气形质具，而疴瘵由是萌生，故黄帝问此太素，质之始也。《素问》之名，义或由此。

《乾凿度》即《易纬·乾凿度》，汉代纬书。"太素者，质之始也"，人的形体为质，便是太素，杨上善《黄帝内经太素》正是取名于此。黄帝所问医学之理无非是探讨生命与疾病，便是问"太素"，即问素。问素，即"素问"，如屈原之《天问》即"问天"。

廖育群从董仲舒尊孔子为"素王"，以《春秋》为"素王之文"的角度出发，认为《素问》一书以黄帝问道、医者作答的方式行文，正与尊黄帝为素王而问医道之义相合。无论是林亿的阐释，还是廖育群的推测，都说明《素问》之名脱离不开汉代的时代背景。

　　综合以上信息，可以得出如下结论：首先，由《素问》和《灵枢》所组成的今本《黄帝内经》，与《汉书·艺文志》医经类文献中所著录的《黄帝内经》并非同一本书。汉代及以后的不少医家提到曾参考过《素问》和《九卷》(或《针经》)，两书虽非《汉书·艺文志》所著录的《黄帝内经》，但极有可能保留了其中的许多内容，所以后世医家才会将两书合并命名为《黄帝内经》。其次，与《素问》的称谓相对稳定不变有所不同，《灵枢》在汉唐之时多被称为《九卷》或《针经》，《灵枢》《九卷》《针经》三者是一书之不同传本，而非简单的同书异名关系。

　　而且，很重要的是，关于《黄帝内经》的成书年代，如果我们认定今天所见的《黄帝内经》便是《汉书·艺文志》所著录的《黄帝内经》，那么考虑到《汉书·艺文志》所采辑《七略》的时代为西汉，那么今本《黄帝内经》结集成书的年代最晚便是《七略》成书的西汉末年之前。如果破除了今本《黄帝内经》便是《汉书·艺文志》所著录《黄帝内经》的定见，从《素问》和《灵枢》的具体内容来判定结集成书时间，那么今本《黄帝内经》成书年代的下限便可突破刘向、刘歆父子校书的西汉末年，而往后推延。许多学者正是从《素问》和《灵枢》的文本出发，从不同角度推断今本《黄帝内经》的成书年代为东汉或两汉之间的王莽时期。

例如，钱超尘从音韵学的角度，指出今本《黄帝内经》成书于汉代，"七篇大论"可能较晚，大约成于东汉。廖育群从王莽时期统一"异说"的时代背景与今本《黄帝内经》对不同脏腑学说的统一，以及王莽时期的解剖事件与今本《黄帝内经》对脏腑经脉等身体形态的描绘出发，推测今本《黄帝内经》成书于王莽时代。日本学者山田庆儿则进一步认为今本《黄帝内经》中西汉时期写成的不超过20篇，其余为从王莽新朝至东汉初期所写。

自证之外，尚可对比。除了从《素问》和《灵枢》的文本出发来推断今本《黄帝内经》的结集成书年代外，还可将出土的汉代医药类文献作为参照物，通过对比推断今本《黄帝内经》的大致成书年代。1973年长沙马王堆汉墓出土了许多简帛医学文献，整理小组将其整理为14种。这14种文献的内容主旨与《汉书·艺文志》对方技之学的分类大致相符，可分为医经、经方、房中和神仙四类。有点出乎意料的是，就这14

种文献而言，房中、神仙类文献的数量要比医经、经方类文献多，内容的成熟度也更高。

马王堆汉墓出土方技类简帛文献

医经	《足臂十一脉灸经》《阴阳十一脉灸经》《脉法》《阴阳脉死候》
经方	《五十二病方》
房中	《养生方》《杂疗方》《胎产书》《十问》《合阴阳》《杂禁方》《天下至道谈》
神仙	《却谷食气》《导引图》

而且，诸如五行、五脏、十二经脉等今本《黄帝内经》中比比皆是的主体内容，在马王堆出土医经、经方类文献中并未见到。马继兴《马王堆古医书考释》对此有详论，可资参阅，不再赘述。这便说明，今本《黄帝内经》的主体内容成熟度要远比马王堆出土医经类文献高。马王堆汉墓为西汉初期长沙国丞相利苍及其家属的墓葬，这些文献大致可代表西汉初期的医药学发展水平。如此便可说明，今本《黄帝内经》的结集成书时间的上限应当在马王堆汉墓营建的西汉初期之后。

我们再看《汉书·艺文志》对医经类文献内容主旨的概

括，其曰：

医经者，原人血脉、经落（络）、骨髓、阴阳、表里，以起百病之本、死生之分，而用度箴石汤火所施、调百药齐和之所宜。

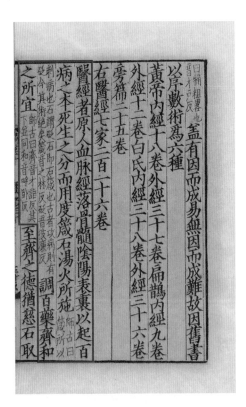

《汉书·艺文志》书影

血脉、经络、骨髓、阴阳、表里等内容虽然在今本《黄帝内经》中皆有论述，但并非核心内容。我们通过杨上善、张介宾、李中梓（1588—1655，字士材，号念莪，今上海松江人）等古代医家分类注释《黄帝内经》时所凝练的主题词，以及现行高等中医院校教材《内经选读》（以全国中医药行业高等教育"十三五"规划教材为例）的篇章架构，便可看到今本

《黄帝内经》核心内容与《汉书·艺文志》所著录医经类文献内容主旨的差异。由此也可说明，今本《黄帝内经》并非《汉书·艺文志》所著录的《黄帝内经》。

历代分类整理研究《黄帝内经》的部分主题词

杨上善《黄帝内经太素》	摄生身度寒热	阴阳诊候邪论	人合证候风论	脏腑设方气论	经脉九针杂病	输穴补泻	营卫气伤寒
张介宾《类经》	摄生论治	阴阳疾病	藏象针刺	脉色运气	经络会通	标本	气味
李中梓《内经知要》	道生病能	阴阳	色诊	脉诊	藏象	经络	治则
《内经选读》	哲学思想 藏象 经络 病因病机 病证 诊法论治 摄生						

2. 谁是宗师？

《史记·太史公自序》中有云："扁鹊言医，为方者宗。"方，并非是药方，而是方技之学。在司马迁眼中能称得上方技之宗的是扁鹊，而非《黄帝内经》。

《史记·扁鹊仓公列传》中记载的扁鹊较为完整的医疗活

动主要是诊治虢国太子，涉及医学理论知识与治疗方案关键信息的原文如下：

扁鹊曰："若太子病，所谓'尸蹶'者也。夫以阳入阴中，动胃繵缘，中经维络，别下于三焦、膀胱，是以阳脉下遂，阴脉上争，会气闭而不通，阴上而阳内行，下内鼓而不起，上外绝而不为使，上有绝阳之络，下有破阴之纽，破阴绝阳，色废脉乱，故形静如死状。太子未死也。夫以阳入阴支兰藏者生，以阴入阳支兰藏者死。凡此数事，皆五藏蹷中之时暴作也。良工取之，拙者疑殆。"

扁鹊乃使弟子子阳厉

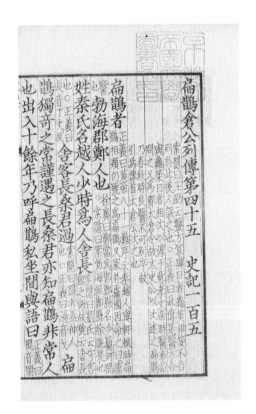

《史记·扁鹊仓公列传》书影

针砥石，以取外三阳五会。有间，太子苏。乃使子豹为五分之熨，以八减之齐和煮之，以更熨两胁下。太子起坐。更适阴阳，但服汤二旬而复故。

扁鹊阐释虢国太子尸蹶之病的病理机制时，所用的关键医学术语有阳、阴、经、络、阳脉、阴脉等，治疗方法有针石、熨法和汤剂。与之类似，扁鹊过齐诊桓侯的故事虽然简单，但医理和治疗的层次非常清晰，桓侯疾病由浅入深、由轻到重的顺序为腠理、血脉、肠胃、骨髓，所对应的治疗方案为"疾之居腠理也，汤熨之所及也；在血脉，针石之所及也；其在肠胃，酒醪之所及也"，到达骨髓则"虽司命无奈之何"。以上医理的关键术语以及治疗方法，皆与《汉书·艺文志》所言"医经者，原人血脉、经落（络）、骨髓、阴阳、表里，以起百病之本、死生之分，而用度箴石汤火所施、调百药齐和之所宜"相吻合。司马迁撰写扁鹊列传时或许是看到了扁鹊学派的部分医经文献，才会写出医学理论气息极为浓郁的扁鹊传记，并称其为"方者宗"。

方技之学包括医经、经方、房中和神仙四类，马王堆等出

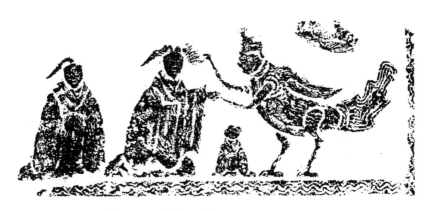

汉代画像石中的扁鹊施针图

土文献也已有佐证。扁鹊既然为方技之宗，那么他的知识背景便不会仅是医经、经方这些狭义的医学知识，还应当有房中和神仙。《史记·扁鹊仓公列传》记载长桑君传授给扁鹊的"禁方书"，其中一部分很可能便是房中、神仙类著述。另外，《史记·太史公自序》云："仓公可谓近之（即扁鹊）矣。"仓公，即淳于意，是扁鹊学派的代表医家，所以司马迁将其与扁鹊一并列传。仓公列传中记载淳于意跟随公乘阳庆学习时，公乘阳庆说："欲尽以我禁方书悉教公。"禁方书，是对所传医书的统称，具体而言就是"脉书上下经、五色诊、奇咳术、揆度、阴阳、外变、药论、石神、接阴阳禁书"。其中"接阴阳"，极有可能便是房中文献。

　　《汉书·艺文志》称方技为"生生之具"，房中作为方技的重要组成部分，在古人看来，远非性爱本身那么简单，而是养生方法之一，"乐而有节，则和平寿考"。房中与医经同属于方技之学，两者的知识关联在今本《黄帝内经》中依然有蛛丝马迹可寻。例如，《素问·阴阳应象大论篇第五》载："帝曰：调此二者，奈何？岐伯曰：能知七损八益，则二者可调；不知用此，则早衰之节也。"二者，即阴阳。养生调节阴阳平衡的关键在于七损八益。何谓七损八益？历代医家的注释大多未能勘破。例如，唐代王冰注曰："《上古天真论》曰：女子二七，天癸至，月事以时下；丈夫二八，天癸至，精气溢泻。然阴七可损，则海满而血自下；阳八宜益，交会而泄精。由此则七损八益理可知矣。"明代张介宾则注曰："七为少阳之数，八为少阴之数。七损者言阳消之渐，八益者言阴长之由也。"实际上，七损八益是房中用语，即房中应避忌的七种操作和倡导的八种有益操作，在马王堆出土房中文献《天下至道谈》中有载。如果王冰、张介宾等医家能见到马王堆出土简帛的话，恐怕就不会将简单问题复杂化，硬要做出一番注释了。

　　扁鹊作为"方者宗"，对当时的影响是很大的。2012 年
7 月，成都天回镇老官山汉墓三号墓出土了九百余支、共
计两万余字的医学竹简。它们被整理为《脉书·上经》《脉
书·下经》《逆顺五色脉藏验精神》《犮理》《刺数》《治六十
病和齐汤法》《经脉》《疗马书》等 8 种医书。在这批医简中
有数处题名为"敝昔"者，整理小组认为此即"扁鹊"。《史
记·扁鹊仓公列传》中云："至今天下言脉者，由扁鹊也。"

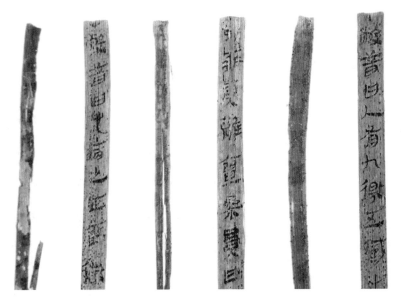

《天回医简》"敝昔曰"

老官山汉墓医简的内容大多是讲色脉诊以及针灸原理，与扁鹊医学一脉相承。这些医简主体部分抄录于西汉吕后至文帝时期，汉景帝时由齐鲁传入蜀地，扁鹊医学的辐射影响由此可窥一斑。

也正是因为扁鹊作为方技之宗师的巨大影响，在今本《黄帝内经》中依然可以见到许多零散的扁鹊医学文献。据黄龙祥、廖育群等学者考证，《素问》中的金匮真言论篇第四、阴阳别论篇第七、五脏生成篇第十、五脏别论篇第十一、移精变气论篇第十三、汤液醪醴论篇第十四、玉版论要篇第十五、脉要精微论篇第十七、玉机真脏论篇第十九、三部九候论篇第二十、经脉别论篇第二十一、刺疟篇第三十六、厥论篇第四十五、大奇论篇第四十八等篇，《灵枢》中的根结第五、五十营第十五、五色第四十九、寒热第七十、论疾诊尺第七十四等篇，或多或少采辑了扁鹊医书的内容。只不过，今本《黄帝内经》对其进行了改造加工，试图将"扁鹊曰"变换为黄帝与诸臣之问答。

例如，西晋医家王叔和（名熙，今山东邹城人，曾任太医令）编撰《脉经》时尚可见到扁鹊医学文献，在其书中有引用。如

《脉经》卷四《诊损至脉第五》中有"扁鹊曰"的关于血脉气血运行的文字，仅择一小部分如下：

故人一呼而脉再动，气行三寸；一吸而脉再动，气行三寸。呼吸定息，脉五动。一呼一吸为一息，气行六寸。人十息，脉五十动，气行六尺。

这段话在《灵枢·五十营第十五》中被稍加改编，并冠以黄帝、岐伯之问答形式：

黄帝曰：余愿闻五十营奈何？岐伯答曰：……故人一呼，脉再动，气行三寸，一吸，脉亦再动，气行三寸，呼吸定息，气行六寸。十息，气行六尺，日行二分。

之所以指出上述问题，谈论谁是宗师，主要目的还是在肯定今本《黄帝内经》学术价值的前提下，更要突破对今本《黄帝内经》的过度"迷信"和"封神"运动。可以说，今人依据今本《黄帝内经》对秦汉中医学术发展史的追溯和想象，在很大程度上并不能代表秦汉中医学术发展的真实和复杂面貌。

司马迁称扁鹊为"方者宗"，说明秦汉之时影响最大的当为扁鹊学派，而非《黄帝内经》。更何况，今本《黄帝内经》亦非《汉书·艺文志》所著录者。

遗憾的是，《汉书·艺文志》虽著录有《扁鹊内经》和《扁鹊外经》，但二者早已亡佚。《黄帝八十一难经》亦是托名秦越人扁鹊而已，扁鹊学派并无真正意义上的传世著述。正因文献佚失，加之今本《黄帝内经》被后人推崇到极高的位置，甚至是不容置疑的神化，导致后世对扁鹊的医史地位和学术贡献的认识远远不足。重新厘清这些问题，非但不会贬低今本《黄帝内经》的价值，反而还能说明今本《黄帝内经》对于保存和整合扁鹊学派等早期医学文献的巨大贡献。

3. 君臣问答与学说异源

《黄帝内经》的核心写作形式为君臣问答，君为黄帝，臣主要是岐伯，所以中医又称"岐黄"。实际上，岐伯之外，尚有其他大臣：《素问》中有雷公、鬼臾区，《灵枢》中有伯高、少俞、少师、雷公等。《素问》和《灵枢》相比较，很明显可以看到《灵枢》中的答问之臣更多。唐代王冰在整理、校注《素问》时曾言其所做的主要工作之一便是"君臣请问，礼仪乖失者，考校尊卑，增益以光其意"，这很有可能是《素问》答问较《灵枢》更为整齐和简洁的重要原因。

将黄帝与诸臣的问答作一番梳理比较的话，会发现一些有意思的话题。例如，一般是黄帝提出疑难问题，由大臣来回答阐发医理，但黄帝与雷公则是雷公问、黄帝答。皇甫谧《针灸甲乙经》自序中云："黄帝咨访岐伯、伯高、少俞之徒，内考五脏六腑，外综经络血气色候，参之天地，验之人物，本性命，穷神极变，而针道生焉。其论至妙，雷公受业，传之于后。"很有可能是皇甫谧看到了雷公问与黄帝答这样不同于其他君臣答问的形式后，才将雷公塑造为求教于黄帝的受业之徒形象。但据廖育群考证，雷公与黄帝问对的篇节原属一派之学，《素问》《灵枢》成书时将其收入，甚至可以设想这些篇节的核心内容就是《汉书·艺文志》所著录《黄帝内经》（甚至包括《外经》）的某些内容。再如，鬼臾区出现的《素问》天元纪大论、五运行大论等篇，恰恰是王冰方才补入的"七篇大论"，探讨的是运气学说的内容。

又如，只有岐伯被称为"天师"，可见于《素问·上古天真论篇第一》和《素问·五运行大论篇第六十七》。明代医家张介宾虽已注意到，但其解释流于表面，其云："《内经》一书，乃黄帝与岐伯、鬼臾区、伯高、少师、少俞、雷公等六臣，平素讲求而成。六臣之中，惟岐伯之功独多，而爵位隆重，故尊称之为天师。"如臧守虎所言，《庄子》之前的文献未见"天师"之说，《庄子·徐无鬼》篇中的"天师"是黄帝对得道小童的尊称，成书于东汉的道教典籍《太平经》中出现的"天师"是对道教天师道创建者张道陵及其他首领的称呼，道教"天师"之说当出自《庄子》。(《〈黄帝内经〉的道家文化解读——以〈素问·上古天真论〉为例》)《黄帝内经》主要是以黄帝与岐伯问答形式写成，称岐伯为"天师"，正反映了《黄帝内经》与道家的密切关系。

更耐人寻味的是，深究起来，诸臣所讲的医理多有不同，不同的回答者或许代表了不同的医学流派。这也说明，《黄帝内经》并非某一医者、某一学派的专著，而是将不同时期、不同学派的医学文献进行汇集、整合而成。

以《灵枢·九宫八风第七十七》为例，该篇直接陈述医学理论，而非君臣问答形式。《素问》与《灵枢》中这些未设问答形式的篇节，其内容与行文方式往往较为原始简朴，与简帛医籍相类似。九宫八风篇虽未标注答问之臣，但该篇中有关"太一"的类似论述，可见于《灵枢·岁露论第七十九》中的"少师曰"。所以，可基本认定九宫八风篇的内容属于少师一派。

所谓九宫，即中央、四正、四隅的九个方位。九宫八风篇言："是故太一入徙立于中宫，乃朝八风，以占吉凶也。"张介宾注释曰："此正以明太一即北极也。盖中不立，则方隅气候皆不得其正，故太一立于中宫，而斗建其外，然后可以朝八风，占吉凶，所谓北辰北极，天之枢纽者以此。"如张介宾所言，"太一"又名北辰、北极，即北极星。北极星是离北天极很近的一颗恒星，在北斗七星中的天璇与天枢连线的五倍延长线上。地球围绕地轴自转，而北极星与地轴的北部延长线非常接近，所以北极星看起来几乎是不动的。《论语》"为政以德，譬如北辰，居其所而众星共之"讲的正是北极星居中不动，众星拱之。因此，在古人的宇宙观中，"北极"是宇宙的中心，其本身所体现的核心性、唯一性和终极性，与传统文化中道、太极的内涵相一致。"太一"因而位居于九宫之中央；也只有太一的中央位置确定了，方能确定其他八方的方位。按照《灵枢》九宫八风篇所言，八方之风，分别又有大弱风、谋风、刚风、折风、大刚风、凶风、婴儿风、弱风的不同称谓，不同方位的不同风邪会损伤相应的身体部位，导致不同的病症，所以有所避忌方能养生，"故圣人避风，如避矢石焉"。

《灵枢·九宫八风第七十七》原文较为复杂，读起来有些费劲儿，故将其整理为下图，大家可以很清晰地看到以上所讲的方位、风邪与身体的对应关系。这种对应关系与《黄帝内经》中主流的以五行为框架所建构的五方、五时、五脏六腑、形体官窍之间的对应关系，还是有所不同的。而且，九宫八风篇中脏腑与形体的对应关系，既存在一脏或一腑与形体多个部位相应的情况，如肾对应骨与肩背之膂筋，大肠对应两胁腋骨下及肢节，又存在不同脏腑所主之外应性质不相类的情况，如小肠之外应为手太阳脉，而其他脏腑的外应则是形体的某一部分。很明显，九宫八风篇中身体与时空的对

东南 弱风 胃、肌肉	南 大弱风 心、脉	西南 谋风 脾、肌
东 婴儿风 肝、筋纽	中央	西 刚风 肺、皮肤
东北 凶风 大肠、两胁腋骨下 及肢节	北 大刚风 肾、骨与肩背之膂筋	西北 折风 小肠、手太阳脉

《灵枢·九宫八风第七十七》八风侵袭身体示意图

	南 心、小肠、脉、舌	
东 肝、胆、筋、目	中央 脾、胃、肉、口	西 肺、大肠、皮、鼻
	北 肾、膀胱、骨、 耳及二阴	

五行框架下的五方、脏腑与形体官窍对应图

应关系，与五行框架下的对应关系相比，显得不太整齐划一，更为古朴、原始。受古代占星术影响的九宫八风篇与汉代盛行的以阴阳五行学说为主流的《黄帝内经》诸篇杂糅在一起，正说明了《黄帝内经》是对不同年代、不同学派医学知识的结集和整合。

另外，《灵枢·九针论第七十八》中黄帝问"身形应九野，奈何"，岐伯的回答便明确提到二十四节气中的八个，并探讨了节气与身体的对应关系。其云：

黄帝曰：愿闻身形应九野，奈何？岐伯曰：请言身形之应九野也。左足应立春，其日戊寅己丑。左胁应春分，其日乙卯。左手应立夏，其日戊辰己巳。膺喉首头应夏至，其日丙午。右手应立秋，其日戊申己未。右胁应秋分，其日辛酉。右足应立冬，其日戊戌己亥。腰尻下窍应冬至，其日壬子。六腑膈下三脏应中州……

以上表述可绘为下图，是人体两臂、两腿张开后，头南脚北，俯卧，身体与方位和季节的对应关系。讲完身形应九野关

东南 立夏 左手	南 夏至 前胸、咽喉、头面	西南 立秋 右手
东 春分 左胁	六腑及膈下三脏 （脾、肝、肾）	西 秋分 右胁
东北 立春 左足	北 冬至 腰、尻、下窍	西北 立冬 右足

《灵枢·九针论第七十八》身形应九野图

系后，岐伯进一步谈到了针刺身体各部分时的禁忌日期，曰："其大禁，大禁太一所在之日及诸戊己。"太一所在之日，即图中太一行于中央以外的八方所对应的那一天。很显然，与九宫八风篇一样，九针论篇的上述内容虽然同样受太一学说影响，但是两篇的内容却呈现出很大的差异，九宫八风篇的焦点是八风与脏腑形体官窍，九针论篇八方所应则主要是简单的身体上下左右。同样是太一和九宫，少师和岐伯的回答正代表了不同学派关注焦点的差异。

4. 拼盘还是融合？

《黄帝内经》汇集了不同学派的医学知识，虽然许多篇章中众多学派医学知识仅是未作深加工的简单"拼盘"，但诸如脏腑、经络等核心理论知识，《黄帝内经》的结集成书者还是尝试以众家之说为材料做出了"融合菜"，努力实现不同学说融汇成一个理论系统时的自洽。

以脏腑为例，《素问·五脏别论篇第十一》中黄帝问岐伯曰："余闻方士，或以脑髓为脏，或以肠胃为脏，或以为腑。"当时关于脏腑众说纷纭，《黄帝内经》的结集成书者最终选用的是五脏六腑模式。五脏与六腑，一阴一阳，互为表里，十二经脉与脏腑相络属。既然五脏与六腑阴阳相对，那为何脏是五、腑是六，五与六明显不匹配，为什么《黄帝内经》不直接是六脏或五腑，六与六，或者五与五，岂不是更加和谐？另外，既然十二经脉与脏腑相络属，可五脏与六腑直接相加却为十一，这虽与马王堆出土的《足臂十一脉灸经》与《阴阳十一脉灸经》在经脉数字上相同，但却明显与十二不对等。那么《黄帝内经》为何不延续十一经脉，而要用十二经脉？

以往多从"天六地五"的文化视角，对脏属阴为五、腑属阳为六做出解读。但依然值得思考的是，究竟是先有天六地五之说，然后《黄帝内经》才会据其建构五脏六腑之说，还是五脏、六腑、十二经脉等原本就非一家之说，各自有其渊源，它们本来就不是同一学派的学术思想，而由《黄帝内经》将其整合在一起，形成一个理论系统，所谓天六地五只不过是被拿来说明该系统的合理性而已？从前述《黄帝内经》整部书的特点以及五脏别论篇的引文来看，我个人倾向于后者。

详言之，五脏是依据五行而将人体划分为五大系统，每个系统以脏为中心，腑、形体官窍、情志等归属于其中，若腑设置的初衷是为了与五行、五脏系统相对应，那么设置五腑便已足够，无需设置六腑。因此，五脏与六腑应有不同的渊源。十二经脉是阴阳三分法在中医学中最为直接的体现：阳厘分为阳明、少阳、太阳，阴厘分为太阴、厥阴、少阴，手足各三阳、三阴，相加为十二。六腑为六，五脏再加一而为六，十二脏腑方能与十二经脉相对应。从这个角度而言，六腑与十二经脉的设置初衷似乎更加相近，是阴阳学说在中医学中的体现，它们与以五行学说为主导的五脏有着不同的渊源。

在中国传统文化背景下，数字被赋予了许多附加意义，而成为表示宇宙生成模式、自然界事物或现象关联性，以及天人关系的重要符号。从这个角度而言，五脏、六腑、十二经脉所对应的数字，都可以从传统文化中找出某种象征意义。以经脉理论的构建为例，2012 年成都天回镇老官山汉墓中出土的西汉经穴髹漆人像是迄今为止我国发现的最早、最完整的经穴人体模型。该人像有数十条纵横交错的经络线条，主要包括身体两侧左右对称、纵向分布、每侧各 11 条的红色粗线，以及阴刻的 29 条白色细线（横行走向的 3 条、纵行分布的 26 条）。成都老官山经穴髹漆人像的年代介于马王堆汉墓简帛医书与今本《黄帝内经》之间，马王堆汉墓文献为"十一脉"，《黄帝内经》为"十二经脉"，成都老官山经穴髹漆人像与两者有关联和类似之处，但又呈现出自身的特色。这便说明，经脉之数本无定数，可少可多。十二经脉理论系统形成

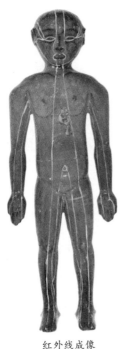
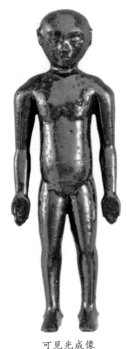

红外线成像 可见光成像

成都天回镇老官山汉墓出土西汉经穴髹漆人像

的关键不在于经络数量的增加，而在于以哪种数字模型来梳理和架构人体纷繁的经络。

《黄帝内经》选择了"十二"这个数字模型，正是从天人相应的角度出发，说明身体与外在时空的密切关联，正如《素问·阴阳别论篇第七》所载："黄帝问曰：人有四经十二从，何谓？岐伯对曰：四经应四时，十二从应十二月，十二月应十二脉。"但从此句的表述中，也可以看到，中国传统文化中的多种数字模型往往各有其独立性，若要将它们整合在一个系统中，往往会有矛盾之处。"四经应四时"，张介宾释曰："肝木应春，心火应夏，肺金应秋，肾水应冬；不言脾者，脾主四经，而土王四季也。"其实，之所以"不言脾"，是因为四时所对应的是阴阳二分法的数字模型，而肝、心、脾、肺、肾则是五行主导下的数字模型，它们各有其独立性，试图融合在一个理论系统中时，自然需要做一番文字层面的疏通，而解释作"脾主四经，而土王四季也"。同样的道理，在《素问·灵兰秘典论篇第八》中黄帝问曰："愿闻十二脏之相使，贵贱何如？"为了与十二相对应，在五脏肝、心、脾、肺、肾和六腑胆、小肠、胃、大肠、膀胱、三焦之外，又加上了膻中，认为"膻中者，臣使之官，喜乐出焉"。

所以，传统文化在中医学理论构建过程中起到了重要的模式工具之用。但不同的模式工具，往往仅能梳理和架构一部分医疗实践经验。当诸多依据不同传统文化模式工具架构起来的中医理论试图融合在一起，形成一个系统时，彼此之间会有所迁就、局部修改与调整。当这种局部调整依然无法解决实际问题时，中医学也会对传统文化框架有所突破。换言之，中医学不是一味地采纳中国传统文化思想，而是还会有所发展与贡献。以阴阳为例，当传统文化思想体系中的阴阳二分法已无法很好地解释实际问题时，中医学将其发展为阴阳三分，从而十二经脉系统、六经辨治体系等才得以逐步形成。因此，全面认识《黄帝内经》中的五脏、六腑、十二经脉等理论，固然需要探究它们背后的文化背景，但不可把中医完全等同于传统文化，而是需要时刻关注中医理论自身的特殊性所在。同样，分析五脏、六腑、十二经脉理论之间的矛盾与融汇，不能完全拘泥于对相应数字模型的传统文化内涵的解读与发挥。

在古人的思维中，一切事物只有以一定的方式与宇宙时空密切相连并协调相系，才能说这个事物获得了其存在和发展的根本缘由和动力。中医学的发展也不例外，一切理论必须经过这种包装，才能以与整个传统文化相协调的外貌，为人们所理解、认可和传承。正因如此，《黄帝内经》才会将汉代流行的阴阳五行学说作为总结医疗实践经验和融汇不同学派学术思想的标准，梳理、分类和归纳之前的医学知识，使之理论化和系统化。

阴阳学说与五行学说各自的起源都很早，但两者紧密地结合在一起则相对较晚，到了汉代方才完善。与传统文化中阴阳学说与五行学说的融合相比，中医学中的融合更显复杂。首先，中医学理论体系中的阴阳学说，除了二分法，还有三分法，三分为六，与五行的对应不好处理；其次，与以五行说明政治更迭相比，以五行来梳理和分类身体的复杂结构与功能更为麻烦，除了用五行说明五脏系统外，还需要将五行与阴阳相结合来说明经脉系统。

阴阳与五行相融合时，阴阳若二分为太阴、少阴、太阳、少阳，四与五行相对则缺一，阴阳若三分为太阴、厥阴、少阴、阳明、少阳、太阳，六与五行相对则多一。面对这种情况，《黄帝内经》的结集者主要采取了两种方案。

方案一，《素问·金匮真言论篇第四》：

故背为阳，阳中之阳，心也。背为阳，阳中之阴，肺也。腹为阴，阴中之阴，肾也。腹为阴，阴中之阳，肝也。腹为阴，阴中之至阴，脾也。

阳中之阳，即太阳；阳中之阴，即少阳；阴中之阴，即太阴；

阴中之阳，即少阴。很明显，这是阴阳的二分，分类的依据是心、肺、肝、肾的部位阴阳划分与五行功能定位的结合。心、肺在上为阳，肝、肾在下为阴，心在五行属火则是阳中之阳，肺在五行属金则是阳中之阴，肝在五行属木则是阴中之阳，肾在五行属水则是阴中之阴。为了解决与五行融合时出现的阴阳二分为四缺一，《黄帝内经》又加上了至阴，虽然表面上解决了与五行的对应问题，但这种阴阳划分既不属于二分，又不等同于三分，稍显生硬。

方案二，五脏肝、心、脾、肺、肾，分别与六腑中的胆、小肠、胃、大肠、膀胱相对应，剩下的六腑之三焦则无法对应。因此，在五脏基础之上又添加心包（膻中）而成为六脏，与六腑一一对应。而且，六脏与六腑相合，也解决了与十二经脉的络属。或许与此相关，改造五脏而添加的心包，以及与五脏相对应而显"多余"的三焦，都是中医脏腑理论中比较特殊的难点。无论是对其结构的指认，还是对其功能的阐发，历代医家的分歧都很多。

对比以上两种方案可见，方案二是以阴阳三分而形成的六、十二为主体，将五行改造为六，而实现阴阳与五行之间的融合。与之不同，方案一则是以五行为主体，以阴阳二分为基础而稍加改造成为五，而实现了两者之间的融合。

综上所述，可以得出以下结论：首先，《黄帝内经》中五脏的设立是为了与五行相对应；其次，六腑的设置原本就不是为了与五脏、五行相对应；再者，十二经脉也不是为了与五脏相对应，而是以阴阳三分为标准，改造五脏，又融合六腑。换言之，五脏、六腑、十二经脉等理论原本各有其渊源，它们所依据的传统文化思想数字模型也有所差别。但是，当《黄帝内经》的结集成书者试图构建系统内部基本自洽的理论体系时，上述各种支流理论便汇聚在一起，且彼此做出了局部修改与调整。

5. 篇章结构与内容主旨

今本《黄帝内经》由《素问》和《灵枢》所组成，《素问》原为九卷，今所见乃唐代王冰整理的二十四卷本，共八十一篇。其中的刺法论篇和本病论篇已经亡佚，王冰整理时仅存其名。宋代医家刘温舒（北宋元符时人，生卒年不详，曾任朝散郎太医学司业）在其所著《素问入式运气论奥》书后附录此两遗篇，应是后人伪作。清代医家周学海（1856—1906，字澄之，今安徽东至人）曾言："二篇义浅笔稚，世皆斥其伪矣，揣其时当出于王启玄（即王冰）之后，刘温舒之前，决非温舒所自作也。"《灵枢》也是原为九卷，今所见乃南宋史崧整理的十二卷本，共八十一篇。古籍流传过程中，自身的散佚，以及历代整理者的增删和对其卷次的分合，皆是影响古籍卷数改变的重要因素。像《素问》和《灵枢》这样成书时间较早的汉代古籍，篇卷的变化往往更为复杂。

《素问》以探讨人体生理病理、诊断和治疗的基本理论为主，《灵枢》则主要阐发经络理论及针法治疗。关于《素问》和《灵枢》彼此是什么关系，成书时间谁先谁后，学界意见不一。实际上，两者皆汇编了不同时期的医学文献，而且许多内容可互见。例如，《素问·针解篇第五十四》所探讨的"九针之解，虚实之道"，在《灵枢》的九针十二原、九针论等篇中也有密切相关的论述。又如，《素问·方盛衰论篇第八十》中云："此皆五脏气虚，阳气有余，阴气不足，合之五诊，调之阴阳，以在《经脉》。"王冰注释曰："《灵枢经》备有调阴阳合五诊，故引之曰以在《经脉》也。《经脉》则《灵枢》之篇目也。"正如王冰所言，今所见《灵枢》中确有《经脉》篇，该篇详细探讨了五脏气虚的具体表现以及虚实补泻等治法。因此，并不好简单推断彼此的成书时间先后。只能就《素问》《灵枢》的具体篇章和文本内容，比较其医学知识的成熟度，进而探讨其时间的先后。

如前所述，《黄帝内经》汇集和整合了不同学派的医学思想，非一人一时之作，内容比较复杂。同一篇所涉及的内容，既有主题相对统一的，也有多个主题的。张灿玾曾以篇文主题的单项组合、双项组合和三项或三项以上组合为分类标准，对《素问》和《灵枢》的篇文进行了分析。他发现，《素问》和《灵枢》的大多数篇文以单项组合为主，《素问》约五十篇，《灵枢》有六十余篇。三项或三项以上组合的，《素问》中有脉要精微论篇、玉机真脏论篇、血气形志篇、通评虚实论篇、骨空论篇、水热穴论篇、四时刺逆从论等篇，《灵枢》中有本输、寿夭刚柔、脉度、四时气、杂病、邪客、论疾诊尺、刺节真邪、九针论等篇。这些篇章涉及多个主题，内容庞杂，甚至有篇文内容与篇名完全不相符的。

例如，《素问·通评虚实论篇第二十八》云："帝曰：形度、骨度、脉度、筋度，何以知其度也？"黄帝提出这个问题后，其后未见"岐伯曰"的回答，反而紧跟的是又一个"帝曰"，而且"帝曰"的内容也并非是对上一个问题的自问自答，而是春夏秋冬四时治病之宜忌。王冰注曰"筋度、脉度、骨度，并具在《灵枢经》中"。《灵枢》中的确有骨度、脉度两篇，还有经筋篇，据此王冰认为这是错简，《素问》通评虚实论篇中"帝曰：形度、骨度、脉度、筋度，何以知其度也"一句应该放在《灵枢》相关篇章之首。王冰所言虽有道理，但是《素问》通评虚实论篇中类似上述答非所问的不止一处，而且探讨的也不是本篇的主题"虚实"，那么似乎更加合理的解释应当是《素问》该篇本来就是杂合了诸多散乱内容粗汇而成。

读《黄帝内经》难，难在作为汇编性质的医书，篇目和内容都有些杂乱。王冰对《素问》的篇目进行了大量调整，正是因为当时所见《素问》传本在篇目重出、合并、排列等方面存在诸多问题：

世本纰缪，篇目重叠，前后不伦，文义悬隔，施行不易，披会亦难。岁月既淹，袭以成弊。或一篇重出，而别立二名；或两论并吞，而都为一目；或问答未已，别树篇题；或脱简不书，而云世阙。重《经合》而冠《针服》，并《方宜》而为《咳篇》，隔《虚实》而为《逆从》，合《经络》而为《论要》，节《皮部》为《经络》，退《至教》以先《针》。

宋仁宗嘉祐二年（1057）校正医书局在校注整理《素问》时，用的底本是王冰校注本。当时尚能见到南北朝时期全元起的《素问》注本，所以宋臣在沿用王冰《素问》篇目时，在篇首也一并说明了该篇在全元起注本的情况，"今注逐篇必具全元起本之卷第者，欲存《素问》旧第目，见今之篇次皆王氏之所移也"。正因如此，全元起注本今虽已亡佚不见，但通过校正医书局宋臣的表述，大致可了解到王冰当时所见《素问》的篇目错乱问题。例如，《素问》王冰整理本卷八的《离合真邪论篇第二十七》，宋臣在该篇之首注曰："按全元起本在第一卷，名《经合》，第二卷重出，名《真邪论》。"这便是王冰所说"或一篇重出，而别立二名"的问题。

　　就篇章架构而言，《素问》经过唐代王冰、宋代校正医书局等整理，表面上看起来还较为整齐，一卷之内诸篇尚且大致主题一致。而《灵枢》的许多卷各篇的内容主题不易看出明确的逻辑关联。之所以有这样的差异，很可能是与《灵枢》在宋代以前很长一段时间曾"久经兵火，亡失几尽"（江少虞《宋朝事实类苑》），不为众人所见有关。我们今天见到的《灵枢》实际上是南宋时期方才由史崧所献"家藏旧本"，北宋仁宗时期校正医书局的校书诸臣自然是没有见过这个版本。这个问题，在本书讨论《素问》和《灵枢》的主要版本及历史流传时，还有详论，暂不赘述。

　　无论卷篇结构是否表面上看起来整齐，《素问》与《灵枢》皆是一篇之内容往往涉及多个主题，时代有远近，知识有古今，来源多学派，不好理出头绪。因此，对《素问》和《灵枢》各篇内容主旨的概括，也只能是择其紧要者，略作概括。

　　大致而言，《素问》的卷一、卷二探讨的主要是养生和阴阳五行学说，卷三为藏象，卷四为治法，卷五、卷六为诊法，卷七为病机，卷八为针刺和病机，卷九至卷十三为疾病，卷十四至卷十八为腧穴和针刺，卷十九至卷二十二为运气，卷

二十三、二十四为病机、治则与医德等。将原本卷次杂乱的汇编性质的医书整理成现在这个样子，王冰的功劳的确很大。

与之不同，《灵枢》诸卷和各篇的内容主旨显得有些乱，每一卷不好概括出明确的主题。但《灵枢》整书的主题集中在经络、腧穴、针刺之道，不像《素问》那样几乎涉及中医基础理论的各个范畴。正因如此，《灵枢》的"专业"性更强，当前中医药大学的中医学与针灸推拿学分属于不同专业，相比较而言，从事针灸学基础与临床研究者要更加注重对《灵枢》的研读和实践。

关于《素问》和《灵枢》具体的卷次、篇名与内容主旨，本书附录中有较为详细的列表，可供参阅。

6. 被建构的经典

综合本章所述，可以看到《黄帝内经》被奉为经典，除了其自身的学术价值之外，有以下三个至为关键的"偶然"因素：一是，《汉书·艺文志》医经类文献中著录了《黄帝内经》之名，且黄帝列于扁鹊、白氏之前；二是，《汉书·艺文志》

所著录的《黄帝内经》原书虽已不见，但《素问》和《九卷》
（或言《针经》《灵枢》）保存了其部分内容；三是，晋代医家皇
甫谧将《素问》与《九卷》合并，并认为此书便是《汉书·艺
文志》所著录的《黄帝内经》。尤其第三个关节点不得不提，
如果《素问》《九卷》未被皇甫谧误认作《黄帝内经》，那么后
世医家言称汉代经典时，恐怕会和张仲景所言"撰用《素问》
《九卷》"有相类似的表述。

一本书被奉为经典，一个人被尊奉为医圣，通常都是后人
为之。今不如古，大致是常人褒贬时弊的常用套路。从常理而
言，时间越久远的越容易被封神。皇甫谧之所以将《素问》和
《九卷》认作是《汉书·艺文志》所著录的《黄帝内经》，除认
识到《素问》和《九卷》的价值之外，可能也有托古附会的小
心思。《黄帝内经》之名毕竟是正史著录，且列于医经之首，
这都是抬升书籍价值的重要筹码。

（1）"四大经典"

何谓"经典"？实际上并不存在一个既定不变的认识，在
后人眼中能够被称作典范性、权威性的著作肯定会随时间推

移而历代叠加。晋唐医家眼中，《黄帝内经》《黄帝八十一难经》《神农本草经》《伤寒杂病论》等汉代医籍便是经典。宋金元医家眼中，孙思邈（581—682，今陕西耀州人）《备急千金要方》《千金翼方》、王焘（约670—755，今陕西眉县人）《外台秘要》等隋唐医家著述也应入经典之列。对明清医家而言，刘完素（约1120—1200，字守真，今河北河间人，后人称之为刘河间）、张元素（约12—13世纪，字洁古，今河北易县人）、张从正（约1156—1228，字子和，号戴人，今河南兰考人）、李杲（1180—1251，字明之，晚年自号东垣老人，今河北正定人）、朱震亨（1281—1358，字彦修，今浙江义乌人，其故居有溪名丹溪，后世遂尊之为丹溪翁或丹溪先生）等金元医家也被认作是祖述《黄帝内经》，发《内经》之未发，其著述也成为后世医家学习的经典。当然，在极为守旧的"尊经派"医家眼中，后世医籍即使再重要，也不能与汉代的几部医籍相并列，重要归重要，但经典就是经典。

至于今天中医业界普遍讲的"四大经典"，实则是1950年代以来在各种中医教材等中医业界权威性著述中逐渐形成的约定俗成的表述而已。但究竟哪四部医籍可被奉为经典，观点不一，大致有以下三种说法：一是《黄帝内经》《神农本草经》《伤寒论》《金匮要略》；二是《黄帝内经》《黄帝八十一难经》《伤寒杂病论》《神农本草经》；三是《黄帝内经》《伤寒论》《金匮要略》《温病条辨》。前两种说法皆有些历史渊源，如清代高世栻（生卒年不详，字士宗，今浙江杭州人）《医学真传》中云："神农本草曰《本经》，黄帝灵枢、素问曰《内经》，皆圣经也。仲景先师，著卒病曰《伤寒》，著杂病曰《金匮》，此贤论也。医门圣经、贤论，犹儒者之五经、四书也。"将《黄帝内经》《神农本草经》《伤寒论》《金匮要略》视若儒家之经典。清代陈念祖（1753—1823，字修园，今福建长乐人）《医学三字经》卷一的开篇便是"医学源流"，其云："医之始，本岐黄；《灵枢》作，《素问》详。《难经》出，更洋洋。越汉季，有南阳；六经辨，圣道彰。《伤寒》著，《金匮》藏；垂方法，立津梁。"尊奉的是《黄帝内经》《黄帝八十一难经》《伤寒杂病论》。

以上三说虽界定不同，但皆包括《黄帝内经》《伤寒杂病论》。《黄帝内经》被作为中医基础理论的奠基之作，列于其中，不难理解。《伤寒杂病论》则是被今人视为开创了辨证论

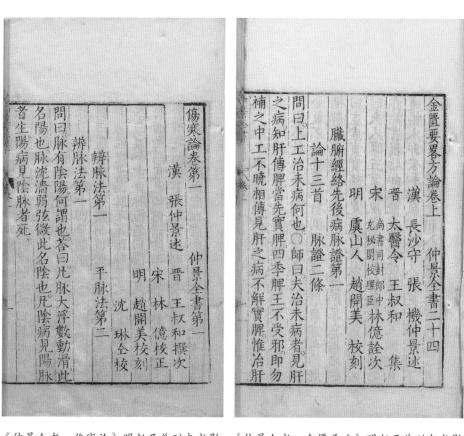

金匱要略方論卷上　仲景全書二十四

漢　長沙守　張　機仲景述

晉　太醫令　王叔和集

宋　尚書司封郎中臣林億詮次
　　充秘閣校理臣

明　虞山人　趙開美校刻

臟腑經絡先後病脉證第一

論十三首　脉證二條

問曰上工治未病何也○師曰夫治未病者見肝之病知肝傳脾當先實脾四季脾王不受邪即勿補之中工不曉相傳見肝之病不解實脾惟治肝

傷寒論卷第一　仲景全書第一

漢　張仲景述

晉　王叔和撰次

宋　林億校正

明　趙開美校刻
　　沈　琳仝校

辨脉法第一　平脉法第二

辨脉法第一

問曰脉有陰陽何謂也荅曰凡脉大浮數動滑此名陽也脉沈濇弱弦微此名陰也凡陰病見陽脉者生陽病見陰脉者死

《仲景全书·伤寒论》明赵开美刊本书影　　《仲景全书·金匮要略》明赵开美刊本书影

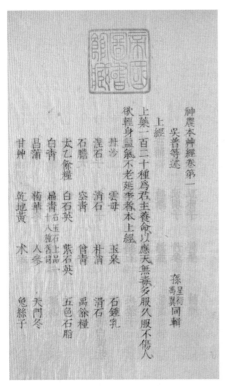

治的先河而地位愈加抬升，因为辨证论治和整体观念在现代中医理论范式中被认为是中医区别于西医的两大重要学术特征。《神农本草经》和《黄帝八十一难经》，一为现存最早的本草学专著，一为诠释和发挥《黄帝内经》理论的医经著作，同为汉代医籍，与《黄帝内经》《伤寒杂病论》并列被奉为经典，尚且说得通。

《神农本草经》清孙星衍、孙冯翼辑本书影

与之不同，将清代医家吴瑭（1758—1836，字鞠通，今江苏淮阴人）的《温病条辨》与《黄帝内经》《伤寒论》《金匮要略》三部汉代典籍并列为经典，则多少有些"违和"。这种界定的由来，很可能与1978年北京中医学会举办中医经典著作研究学习班时所设《黄帝内经》《伤寒论》《金匮要略》《温病条辨》

课程有关。叶桂（1667—1745，字天士，号香岩，今江苏苏州人）、薛雪（1681—1770，字生白，号一瓢，今江苏苏州人）、吴瑭、王士雄（约1808—1868，字孟英，号潜斋，今浙江杭州人）被今人奉为清代温病四大家，其代表作分别为《温热论》《湿热条辨》《温病条辨》《温热经纬》。四位医家之前，尚有明末清初的吴有性（约1582—1652，字又可，今江苏苏州人），吴氏所著《温疫论》多被今人当作我国第一部温病学专著。尽

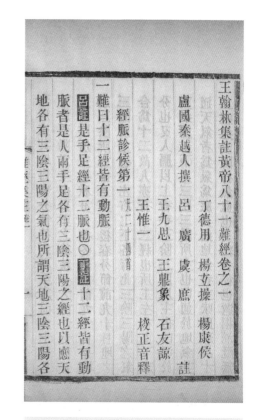

《难经集注》书影

《难经集注》又称《王翰林集注黄帝八十一难经》，是现存最早的《难经》注本。

管吴瑭自认为所著《温病条辨》可以"羽翼伤寒"，但是否真能如此，实际上清代同时期医家持见不同。王士雄便认为叶桂"迥非诸家之立言所能及也"，而吴瑭"又不甘为人下，遂肆改

原文，捏为圣训，以窃附于宫墙，而不自知其诬圣误世之罪"
（王士雄《温热经纬》）。所以，将明清温病医家著作列为四大经
典之一，即使是为了突出温病辨治体系与伤寒辨治体系同为外
感病辨治的两大体系，缺一不可，但选择吴瑭的《温病条辨》，
恐怕也显得随意，难以服众。

（2）"四小经典"

"四大经典"之外尚还有"四小经典"，多认为是清代陈念
祖《医学三字经》、明代李时珍（约1518—1593，字东璧，号濒
湖，今湖北蕲春人）《濒湖脉学》、《药性赋》（原书作者不详，大
致为明代医籍）和清代汪昂（约1615—1694，字讱庵，今安徽休
宁人）《汤头歌诀》四部。将明清医家的中医启蒙读本奉为经
典，若是在明清之时，恐怕会被笑掉大牙。明清医家编写了许
多《黄帝内经》《黄帝八十一难经》《伤寒杂病论》和《神农
本草经》的注释类著作，其中不乏上述体裁形式的中医启蒙
著作。翻看这些医家的自序，不难发现他们在赞叹汉代中医经
典之余，往往感叹时人对经典的漠视，将医学发展之没落归咎
于时医对经典缺乏研读与利用。陈念祖《医学从众录》自序
中云：

医者学本《灵》《素》，通天地人之理，而以保身，而以保人，本非可贱之术。缘近今专业者类非通儒，不过记问套方，希图幸中，揣合人情，以为糊口之计，是自贱也。

但是，直接研读《黄帝内经》等汉代经典又太难了。而且，"因陋就简，舍其本而末是图，学人大弊也"（清代张志聪《本草崇原》乾隆丁亥王琦"跋"），面对大众避难就易的心态，只能通过编撰经典的启蒙类读本，将经典之精义介绍给时医。擅长编写医学通俗入门读本的陈念祖便曾多次表明心中的无奈：

为中人以上立法，徐可引以语上之道也。（陈念祖《时方歌括》"小引"）

童子入学，塾师先授以《三字经》，欲其便诵也，识途也。学医之始，未定先授何书，如大海茫茫。错认半字罗经，便入牛鬼蛇神之域，余所以有《三字经》之刻也。（陈念祖《医学三字经》嘉庆九年"小引"）

此书采集《神农本经》《内经》《难经》、仲景、《千金》《外台》《圣济》《活人》各书之精华，及元明诸家、时贤著作，择其纯粹者约千百言于尺幅之中，而又以时俗浅近之语出之。

余又恐此书过于平易，转开简便之门，遂于每证后节录《内经》原文，以示穷流必溯其源，为中人以上说法。（陈念祖《医学实在易》"凡例"）

像"四小经典"这样的中医启蒙读本被今人作为经典，从侧面正说明了中医在今天发展的整体水平不高。传统文化的发展在近代中国出现了明显的断裂，今人对传统文化的了解尚且不多，理解、接纳、认可与主动使用就更加困难。在这样的时代背景中，学习中医的人用几乎现代化的知识背景去接触中医谈何容易，明清中医启蒙读本被奉为经典，似乎也是无奈之举。

（3）《黄帝内经》：经典之经典

如果经典的内涵如上述般宽泛的话，《黄帝内经》的确可以称得上是经典之经典。不仅仅是后世医家反复强调《黄帝内经》为源头活水，《黄帝八十一难经》《神农本草经》《伤寒杂病论》等同时期汉代中医典籍对《黄帝内经》思想皆有明确的引述。而且，至为关键的是引述之余，又有突破与发挥，这是

《黄帝内经》之外其他几部汉代医籍同样可称为经典的重要原因。汉代对于中医，可谓"经典时代"。略举几例，以作说明。

《黄帝八十一难经》里有大量内容可以从《黄帝内经》找到类似论述，但又有发挥。例如，《难经》第三十五难："经言：小肠者，受盛之腑也；大肠者，传泻行道之腑也；胆者，清净之腑也；胃者，水谷之腑也；膀胱者，津液之腑也。"《素问·灵兰秘典论篇第八》中云："胆者，中正之官，决断出焉。……脾胃者，仓廪之官，五味出焉。大肠者，传道之官，变化出焉。小肠者，受盛之官，化物出焉。……膀胱者，州都之官，津液藏焉，气化则能出矣。"同时，《难经》的许多思想并不见于《黄帝内经》，《难经》中许多标注"经言"的表述实际并非源自《黄帝内经》，应该是对其他古医经文献的征引和发挥。正因如此，清代医家徐大椿（1693—1771，字灵胎，号洄溪，今江苏苏州人）《难经经解》自序中便曾言："其间有殊法异议，其说不本于《内经》，而与《内经》相发明者，此则别有师承，又不得执《内经》而议其可否。"

《神农本草经》"序录"中提到的"药有酸、咸、甘、苦、辛五味，又有寒、热、温、凉四气"，四气五味药性很显然是基于阴阳五行学说的架构，在《黄帝内经》中有大量论述。"序录"所言"欲疗病，先察其源，先候病机"，也是《黄帝内经》治病原则的体现，如《素问·至真要大论篇第七十四》曰："谨守病机，各司其属，有者求之，无者求之，盛者责之，虚者责之，必先五胜，疏其血气，令其调达，而致和平，此之谓也。"所以，清代医家郭佩兰（生卒年不详，字章宜，今江苏苏州人）才会认为本草"义蕴之妙，生克之宜，或根柢于《灵》《素》之精微"（《本草汇》自序）。但《神农本草经》作为本草学专著，与《黄帝内经》又呈现出不小的理论差异。例如，尽管《黄帝内经》中已经确立了以药性作为治病选药标准的原则，如"肝苦急，急食甘以缓之""心苦缓，急食酸以收之""脾苦湿，急食苦以燥之""肺苦气上逆，急食苦以泄之""肾苦燥，急食辛以润之"（《素问·脏气法时论篇第二十二》），但《神农本草经》并未采用。《神农本草经》"序录"中指出，"疗寒以热药，疗热以寒药。饮食不消，以吐下药；鬼疰蛊毒，以毒药；痈肿疮瘤，以疮药；风湿，以风湿药"，是以药效作为选择药物的直接标准，而不是将药性作为主要标准。《黄帝内经》中药物之间的搭配原则也是以四气五味药性的配伍为主，如治疗肝病的组方原则是"肝欲散，急食辛以散之，用辛补之，酸泻之"(《素问·脏气法时论篇第二十二》),但《神农本草经》中提出的却是七情和合的原则,即"有单行者,有相须者,有相使者,有相畏者,有相恶者,有相反者,有相杀者"。

张仲景勤求古训,博采众方,并非虚言。《素问·热论篇第三十一》中云:"今夫热病者,皆伤寒之类也。"张仲景《伤寒杂病论》自序中曰:"余宗族素多,向余二百。建安纪年以来,犹未十稔,其死亡者,三分有二,伤寒十居其七。"面对伤寒,张仲景《伤寒论》受《素问·热论篇第三十一》所言"伤寒一日,巨阳受之""二日,阳明受之""三日,少阳受之""四日,太阴受之""五日,少阴受之""六日,厥阴受之"的启迪,但突破了几日某经受之的"计日传经"框架束缚,将外感热病的发生、发展、演变的过程概括为太阳病、少阳病、阳明病、太阴病、少阴病和厥阴病六种不同的病证类型,伤寒六经辨治体系得以形成。

除了自身理论价值和上述诸多"偶然"外,《黄帝内经》被奉为众经之祖,还与宋代以后中医学的发展呈现出明显的儒学化特征密切相关。医者将医学比附于儒学,借此以提升医者的地位和医学的理论水准。在这样的社会文化背景和医者内心诉求的推动下，《黄帝内经》的地位自然而然会愈加抬升，仿佛儒家之五经。

清代医家程应旄（顺治康熙年间人，字郊倩，安徽歙县人）《伤寒论后条辨》有其门人王式钰所作的跋，其中讲道：

> 儒与医，不必同其业，要未有不通经而可称为儒者，则亦未有不通经而可称为医者。儒之经，曰《易》《书》《诗》《礼》《春秋》；医之经，曰《灵枢》《素问》。二者之书，皆渊深灏博，未易窥其涯岸，以此求儒，世无几儒；则以此求医，世无几医矣。是以后圣有为之辅翼者焉。辅翼《易》《书》《诗》《礼》《春秋》者，孔子之《论语》是也；辅翼《灵枢》《素问》者，仲景之《伤寒论》是也。反渊深为显浅，归灏博于简夷，使六经之神猷巨典，人人可循，《灵枢》《素问》之微言奥义，病病可按，此之谓辅翼。

将医经与儒家经典相比拟，《黄帝内经》如同是儒家的"五经"，是众经之首。在王式钰看来，《黄帝内经》如同儒家"五经"一样渊博精深，而《伤寒论》则能将《黄帝内经》博大深奥的理论变得浅显平易，从而使其成为诊治疾病所遵循的准则。如前所言，张仲景《伤寒论》六经辨治体系的构建的确是受到了《黄帝内经》的启迪，将《黄帝内经》相对宽泛的理论落实到伤寒等具体疾病的辨证论治上，也的确是使"《灵枢》《素问》之微言奥义，病病可按"。王式钰将张仲景《伤寒论》与孔子《论语》相比拟，张仲景便是医圣，而张仲景《伤寒论》又是"辅翊《灵枢》《素问》者"，那么《黄帝内经》自然便是众经之祖。

总之，"经典"就是在后人的追溯与现实的需要中被建构起来的。今本《黄帝内经》虽非《汉书·艺文志》所著录者，但的确是我们今天可以获得的汉代中医理论典籍中最为全面和系统的，且依然是我们理解中医理论传统特质和了解历代中医理论传承创新路径与逻辑最为基础的重要典籍。

三 《黄帝内经》知要

明代医家张介宾曾这样评价《黄帝内经》：

《内经》者，三坟之一。盖自轩辕帝同岐伯、鬼臾区等六臣互相讨论，发明至理，以遗教后世。其文义高古渊微，上极天文，下穷地纪，中悉人事。大而阴阳变化，小而草木昆虫、音律象数之肇端，脏腑经络之曲折，靡不缕指而胪列焉。大哉！至哉！垂不朽之仁慈，开生民之寿域。其为德也，与天地同，与日月并，岂直规规治疾方术已哉！（张介宾《类经》自序）

张氏所言虽有拔高，但"上极天文，下穷地纪，中悉人事"并非虚言。《黄帝内经》所涉主题庞杂，内容博大精深，并非仅言"治疾方术"之书，与今天的医学理论著作大不相同。

而且，如前文所讲，《黄帝内经》非一时一人之作，对同一主题的阐发和论述往往散见于不同篇章，显得较为繁杂。为了提纲挈领地学习《黄帝内经》，古代不少医家如隋代杨上善、明代张介宾和李中梓等，皆采用分类整理研究的方法，即凝练关键主题词，然后选择《黄帝内经》中的相关代表性论述，分置于各主题之下，加以注释和发挥义理。这一部分我们采用同样的方法，参考历代医家所凝练的主题，以宇宙、生命、疾病和养生为核心，对《黄帝内经》的主要内容进行简单介绍。

之所以选择这四个关键词，有其内在逻辑。钱穆曾言："中国文化过去最伟大的贡献，在于对天人关系的研究。中国人喜欢把天与人配合着讲。我曾说天人合一论，是中国文化对人类最大的贡献。"（《中国文化对人类未来可有的贡献》）与现代医学相比，中医在讨论生命时，不止于探讨身体的结构与功能，而是将自身生生不息的鲜活的生命置于外在时空的不断变化中，高度关注生命功能变化与宇宙时空变化的和谐一致。正因如此，《黄帝内经》不是不知道生命的诞生源于父母的结合和生育，"以母为基，以父为楯（shǔn）"（《灵枢·天年第五十四》），但依然保留了"夫人生于地，悬命于天，天地合气，命之曰人。人能应四时者，天地为之父母。知万物者，谓

之天子"（《素问·宝命全形论篇第二十五》）这样哲学意味浓郁的
表述。可以说，中医的智慧就在于不是孤立地解剖身体，而是
从天人合一的大视野中理解生命。正常生命一旦失序，便产生
疾病。顺理成章，中医对于疾病病因病机的理解和治则治法的
拟定，当然也是密切考虑天人合一，注重因时因地制宜。同样
的疾病，在不同的季节和地域发病，罹患之人不尽相同，往往
呈现出个性化的治疗差异。面对疾病，痛苦之余，思考如何不
患病才是更高的智慧，所以《黄帝内经》处处强调"圣人不治
已病治未病，不治已乱治未乱"（《素问·四气调神大论篇第二》），
春夏养阳，秋冬养阴，顺天地自然之法而终其天年。

　　基于以上考虑，在用四个关键词凝练《黄帝内经》核心内
容的同时，我想还是要将天人关系作为一条贯穿始终的主线，
去展现《黄帝内经》的智慧。

1. 宇宙：善言天者，有验于人

　　天人关系是中国古代哲学的重要命题，天人相应、天人

同构、天人合一等，学界早已有大量相关的历史梳理和理论解读。《素问·举痛论篇第三十九》中有云："善言天者，必有验于人；善言古者，必有合于今；善言人者，必有厌于己。如此，则道不惑而要数极，所谓明也。"善于谈论天道者，必须应验于人事。每次读到"善言天者，必有验于人"，便会想起《荀子·天论》中的一句话，"从天而颂之，孰与制天命而用之"，人应该在顺应自然规律的前提下利用它。天道宏远，《黄帝内经》没有泛泛而谈，而是将天道与生命紧密结合在一起。谈论天道，既是理解生命的需要，也是为了更好地护佑生命，这是《黄帝内经》的智慧。所以，我始终感觉，尽管《黄帝内经》中蕴含了大量的天文、历法知识，是研究中国古代宇宙论的重要文献，但如果仅是孤立地研究其宇宙论，则不免舍本逐末。

（1）大宇宙与小宇宙

古人对天人关系的论述，渗透在中国传统文化的各个方面，中医学自然也不例外。在古人看来，研究天道"大宇宙"的数术与关注生命"小宇宙"的方技密不可分，故常并称为方术之学。一切生命知识，只有经由天人关系的诠释与架构，方能确定其正统性，获得更大范围的社会认可。不但身体构造需要与天地自然相类，身体功能也必须与天地规律相谐，才能保证生命的正常运行。

先秦两汉时期的许多宇宙论思想，如盖天说、宣夜说等，或多或少在《黄帝内经》中都有所体现。以盖天说为例，天圆地方，天盖于地上，是先秦时期的一种较为古老的宇宙说。《灵枢·邪客第七十一》伯高回答黄帝"人之肢节，以应天地奈何"的问题时，曰："天圆地方，人头圆足方以应之。"《淮南子·天文训》中云："昔者共工与颛顼争为帝，怒而触不周之山，天柱折，地维绝。天倾西北，故日月星辰移焉；地不满东南，故水潦尘埃归焉。天道曰圆，地道曰方。"天圆地方，而且天倾西北、地陷东南。仰观天象，俯察地理，是古人认知自然与生命的基本方式。日常生活中观察到日月星辰东南升、西北落，流水由偏高的西北流向较低的东南，所以才会杜撰天柱折、地维绝的神话。《素问·阴阳应象大论篇第五》中也恰恰有根据天倾西北、地陷东南对人体生理的解释，其云："天不足西北，故西北方阴也，而人右耳目不如左明也。地不满东南，故东南方阳也，而人左手足不如右强也。"

取正位，坐北面南，左手对应东，右手对应西，太阳东升西落，即左升右降，左为阳，右为阴。岐伯据此向黄帝解释道："东方阳也，阳者其精并于上，并于上则上明而下虚，故使耳目聪明而手足不便也。西方阴也，阴者其精并于下，并于下则下盛而上虚，故其耳目不聪明而手足便也。"精气由左升于上，由右降于下，所以左边的耳目聪明，而右边的手足灵便。基于事物表象的类比，读起来似乎逻辑自洽，但事实并非如此。身体是自己的，左右并不存在这样的差异，大家都会感知到。

同样，《灵枢·邪客第七十一》中伯高回答"天圆地方，人头圆足方以应之"后，紧接着又讲了一大通人身结构与天地自然的对应关系，用以证明"人与天地相应者也"。例如，天有日月，人有两目；地有九州，人有九窍，等等。这些基于表象的类比归纳，并无多少因果逻辑可言，甚至是生拉硬凑。如"天有十日，人有手十指；辰有十二，人有足十指，茎垂以应之，女子不足二节，以抱人形"，十日即甲、乙、丙、丁、戊、己、庚、辛、壬、癸十天干，尚且能与手十指相对。十二时辰与足十指无法直接对应，于是便将男性的阴茎和阴囊补入以凑足十二之数。女性无法如男性这样凑齐十二，便用"以抱人形"即怀胎来凑数。如果怀的不是双胞胎，恐怕还不好凑数。

对于现代人而言，今天阅读这些论述，自然不是要对古人基于表象类比的错误论断予以肯定，而是抱有理解之同情，看到古人努力在天人之间建构密切关联的目的所在。如果能进一步体会到，古人的部分结论虽然是错误的，但其天人相应的思维方式，以及由其带来的敬天惜命的行为准则，不失为对今人"天人断裂"生活常态的棒喝，那便是古为今用了。

再如，二十八星宿由东、南、西、北四方每方各七宿所组成。1978 年，湖北随州曾侯乙墓出土的彩漆衣箱盖中央有一个篆文"斗"字，代表北斗星。"斗"字四周按顺时针写着二十八星宿的名称，是中国迄今发现的关于二十八星宿全部名称最早的文字记载，表明至迟在战国早期中国便已有了完整的二十八星宿体系。

《黄帝内经》也将二十八星宿纳入，说明经脉与宇宙时空

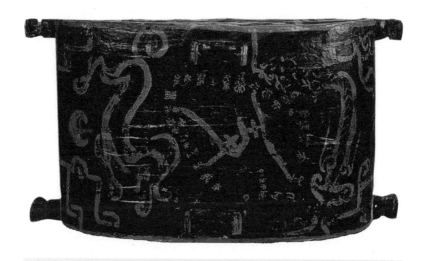

曾侯乙墓出土彩漆衣箱盖

盖面中央有一篆文"斗"字，代表北斗星，环绕"斗"字按顺时针方向排列二十八宿名称。这件衣箱盖是中国迄今发现有完整二十八星宿名称的最早实物资料，现藏于湖北省博物馆。

的对应关系，如《灵枢·五十营第十五》云："人经脉上下、左右、前后二十八脉，周身十六丈二尺，以应二十八宿。"手、足各有三阴、三阳经共十二脉，人身左右对称则共二十四脉，为了与二十八星宿相对应，尚需要补入四脉，方能凑齐数目。至于是补入哪四脉，观点不一，多认为是奇经八脉中的任脉、督脉、阳跷脉和阴跷脉。

除此之外，卫气的循行也与二十八星宿相对应，如《灵枢·卫气行第七十六》中云：

天周二十八宿，而一面七星，四七二十八星，房昴为纬，虚张为经。是故房至毕为阳，昴至心为阴。阳主昼，阴主夜。故卫气之行，一日一夜五十周于身，昼日行于阳二十五周，夜行于阴二十五周，周于五脏。

二十八星宿在四方的分布为：

东方：角宿、亢宿、氐宿、房宿、心宿、尾宿、箕宿

南方：井宿、鬼宿、柳宿、星宿、张宿、翼宿、轸宿

西方：奎宿、娄宿、胃宿、昴宿、毕宿、觜宿、参宿

北方：斗宿、牛宿、女宿、虚宿、危宿、室宿、壁宿

房宿居东，昴宿居西，东西为纬；虚宿居北，张宿居南，南北为经。所以，《灵枢·卫气行第七十六》称"房昴为纬，虚张为经"。"房至毕为阳，昴至心为阴"则是指由东方的房宿开始，经过南方，至西方的毕宿，共十四宿，代表白昼；由西方的昴宿开始，经过北方，至东方的心宿，共十四宿，代表夜晚。卫气的运行，昼行于阳，夜行于阴，与二十八星宿相对应。一日一夜循行于全身五十周次，白昼行于阳分二十五周

次，夜晚行于阴分二十五周次。

（2）阴阳五行与身体

与上述早期数术宇宙论思想与身体的结合有所不同，《黄帝内经》中的大多数身体知识都依据相对较为成熟的阴阳五行学说等思想，进行了更为整齐、系统化的梳理加工。阴阳与五行学说的起源很早，在促使阴阳、五行学说不断趋于成熟的诸多因素中，星占历算等早期数术之学所讨论的时间与空间概念，起到了重要的促进作用。白奚认为，中国古代文化是以阴阳五行说为框架的，但是在《管子》之前，阴阳与五行往往各自成说，以《管子》中的《幼官》《四时》《五行》《轻重己》诸篇为代表，《管子》实现了阴阳五行的合流，之后的邹衍、《吕氏春秋》《淮南子》、董仲舒等又不断地对其进行了修补、充实和完善。（《中国古代阴阳与五行说的合流——〈管子〉阴阳五行思想新探》）在马王堆汉墓出土的医经类文献中，阴阳已用以标识经脉，如《足臂十一脉灸经》《阴阳十一脉灸经》，至于五行的系统论述却未曾涉及。而在《黄帝内经》中，有关阴阳五行学说的内容几乎贯串全书。《黄帝内经》有不少将阴阳与五行相结合的直接表述，如《素问·著至教论篇第七十五》：

"别阴阳，应四时，合之五行。"《灵枢·逆顺第五十五》："应天地、阴阳、四时、五行也。"《灵枢·官能第七十三》："言阴与阳，合于五行。"

当然，阴阳与五行原属于不同学说，要想融合在一起，有一些矛盾必须要处理，两者才能融洽，至少是形式上的融洽。例如，阴阳四时为四，五行为五，四与五明显不搭，四时要加一成为五，才能与五行相配属。《素问·太阴阳明论篇第二十九》中云：

帝曰：脾不主时，何也？岐伯曰：脾者土也，治中央，常以四时长四脏，各十八日寄治，不得独主于时也。脾脏者常著胃土之精也，土者生万物而法天地，故上下至头足，不得主时也。

肝、心、肺、肾与四时春、夏、秋、冬分别对应，脾并无对应之四时。为了与五行相合，《黄帝内经》认为脾"不得独主于时"，而是于四时各主 18 天，总主 72 天，正好是一年 360 天（《黄帝内经》所称干支历）的五分之一。四时原本的 90 天，

马王堆汉墓出土帛书《足臂十一脉灸经》

各减去 18 天，也正好是 72 天。四时变为五均分，正好与五行相对应。除了这么麻烦的办法外，还有更直接的办法，便是四时之外另造一时"长夏"与脾相对应，如《素问·脏气法时论篇第二十二》云："脾主长夏。"长夏究竟是哪个季节？有人认为长夏就是脾于四时各主的 18 天，但这明显不是一个独立的季节。有人则认为长夏是阴历六月，但若如此，则五脏对应的五时并不均等。

阴阳，一分为二，是比较简单的二分法。《素问·阴阳应象大论篇第五》："天地者，万物之上下也；阴阳者，血气之男女也；左右者，阴阳之道路也；水火者，阴阳之征兆也；阴阳者，万物之能始也。"取法于天地，四季分明，阴阳昭然，所以《素问·四气调神大论篇第二》云："夫四时阴阳者，万物之根本也。"

五行，即木、火、土、金、水，将事物厘分为五类的基础上，能通过各行之间的生克说明彼此的促进与制约关系。《素问·阴阳应象大论篇第五》陈述五方所主及所应之物时，按照"东方生风，风生木""南方生热，热生火""中央生湿，湿生土""西方生燥，燥生金""北方生寒，寒生水"的顺序模式，这便是五行相生促进。《素问·宝命全形论篇第二十五》岐伯曰：“木得金而伐，火得水而灭，土得木而达，金得火而缺，水得土而绝，万物尽然，不可胜竭。”则是五行相克制约。阴阳学说与五行学说相结合的好处在于，用阴阳可以阐释五行生克制化的内在动力，用五行可以展现阴阳的互根与制约，深化了彼此的理论内涵，拓展了彼此的应用范围。而且，阴阳五行的结合，也使时间与空间彼此的互相阐释变得更为贴切和自然。四时之阴阳盛衰、寒热变化，与五方之五行特点，可以互为诠释和说明。例如，《素问·金匮真言论篇第四》云：

> 所谓得四时之胜者，春胜长夏，长夏胜冬，冬胜夏，夏胜秋，秋胜春，所谓四时之胜也。东风生于春，病在肝，俞在颈项。南风生于夏，病在心，俞在胸胁。西风生于秋，病在肺，俞在肩背。北风生于冬，病在肾，俞在腰股。中央为土，病在脾，俞在脊。

四时春夏秋冬，春夏为阳，秋冬为阴，加上长夏，原本的阴阳二分法便可与五方、五脏相对应，以四时（实为五时）为符号便同样可以说明和演绎五行的生克关系。所以，《黄帝内经》以时空为框架来类比和阐发脏腑功能时，或从四时入手，或以五方为语首，内涵是一致的。以肾为例，《素问·阴阳应象大论篇第五》云："北方生寒，寒生水，水生咸，咸生肾。"《素问·玉机真脏论篇第十九》云："冬脉者肾也，北方水也，万物之所以合藏也。"两者不存在逻辑的先后，只是叙说方式的不同而已。

正是借助于阴阳五行学说，《黄帝内经》对身体结构与功能的相关认识，以及身体与外界时空的密切关联，进行了分类和归纳，形成了以五脏为核心而不断向身体各部乃至外界时空延伸的生命系统。《素问·五脏生成篇第十》有云："五脏之象，可以类推。"依据五脏所表现出来的基本功能，确立了五脏的时空对应关系后，便可以类推的方式，把身体内外具备相似属性的事物或现象归属于相对应的五脏系统之中。

以《素问》的金匮真言论篇和阴阳应象大论篇为例，前者分析了五脏分别对应的方位、色、官窍、味、畜、谷、星宿、形体、音、数、臭，后者尚有气候、声、变动、情志等对应关系。综合两篇内容，再参考《黄帝内经》的其他相关篇章，可将五脏系统相关联的自身生命与外在宇宙大致整理为下表。

五脏系统与自身生命和外在宇宙的关联

关联事物 \ 五脏系统		肝	心	脾	肺	肾
自身生命	五腑	胆	小肠	胃	大肠	膀胱
	官窍	目	耳 / 舌	口	鼻	二阴 / 耳
	形体	筋	脉	肉	皮毛	骨
	外荣	爪	色	唇	毛	发
	五液	泪	汗	涎	涕	唾
	五神	魂	神	意	魄	志
	情志	怒	喜	思	忧	恐
	五声	呼	笑	歌	哭	呻
	变动	握	忧	哕	咳	栗
	五病	语	噫	吞	咳	欠、嚏
外在宇宙	五行	木	火	土	金	水
	五方	东	南	中央	西	北
	五色	青	赤	黄	白	黑
	四时	春	夏	长夏	秋	冬
	星宿	岁星	荧惑星	镇星	太白星	辰星
	气候	风	热	湿	燥	寒
	数字	八	七	五	九	六
	五味	酸	苦	甘	辛	咸
	五畜	鸡	羊	牛	马	猪
	五谷	麦	黍	稷	稻	豆

续　表

五脏系统 关联事物		肝	心	脾	肺	肾
外在 宇宙	五音	角	徵	宫	商	羽
	五臭	臊	焦	香	腥	腐

备注：

1. 心、肾与官窍的对应关系，《素问》金匮真言论篇和阴阳应象大论篇的论述有差异，一并列于表中。

2. 《素问》金匮真言论篇和阴阳应象大论篇未涉及的对应关系，据他篇补入。如脏腑的对应关系，据《灵枢·本输第二》等补入；五脏之外荣，据《素问·五脏生成篇第十》补入；五液、五神、五病据《素问·宣明五气篇第二十三》补入；四时与五脏的对应，据《素问·脏气法时论篇第二十二》等补入。

通过上表可以看到，《黄帝内经》在构建以五脏为核心、沟通身体内外的生命系统时，常把传统文化中庞大的五行归并于五脏系统之中。五脏系统因此显得非常庞大，并且不乏盲目比附。特别是与五脏系统对应的外在宇宙关联物，多是基于事物表象关联的五行架构。切莫钻牛角尖儿，非要找出什么因果关联。也大可不必以偏概全来否定整个五脏系统，诸如五方、四时、气候等对身体的影响，大家在日常生活中或多或少还是有亲身体验的。这也说明，中医将五行纳入，是出于生活实际感受的经验积累，而并非完全是机械比附。

需要提醒大家注意的是，对于五脏与生命和疾病的关联，《黄帝内经》实际上并未局限在上述框架之中。例如，上表中咳与肺相对应，但《素问·咳论篇第三十八》中便讲"五脏六腑皆令人咳，非独肺也"，咳嗽与五脏功能失调皆有密切关系，中医临床治疗咳嗽也的确并不局限于治肺。纸上得来终觉浅，绝知此事要躬行，就我个人中医临床工作的医疗经验来看，完全可以负责任地说，在上述五行系统中处于最核心位置的，与生命本身密切相关的，以"脏—腑—形体官窍—情志"为主体的对应关系，时至今日依然体现着它对养生与临床诊治的指导意义，行之有效。

2. 生命：与天地参，与日月合

同样的生命处于不同的社会文化和医学背景中，往往会产生不同的理解和诠释。中医学观察生命的角度、关注生命的焦点、认知生命的方式和方法，皆与现代医学呈现出巨大的差异。老子《道德经》中云："人之生也柔弱，其死也坚强。草木之生也柔脆，其死也枯槁。故坚强者死之徒，柔弱者生之徒。""柔弱"并不是指力量的大小强弱,而是指充满生生之气的身躯柔软而有温度,与死亡后僵硬冰冷的尸体相对。《灵枢·岁露论第七十九》中云:"人与天地相参也,与日月相应也。"在中医学看来,理解鲜活生命最好的方式便是在不破坏其自身完整性及与外在时空关联性的前提下,细致地观察其展现于外的动态生命征象。

（1）中医有解剖吗？

中医学有没有解剖? 当然有。例如,《灵枢·经水第十二》云:

> 若夫八尺之士,皮肉在此,外可度量切循而得之,其死可解剖而视之。其脏之坚脆,腑之大小,谷之多少,脉之长短,血之清浊,气之多少,十二经之多血少气,与其少血多气,与其皆多血气,与其皆少血气,皆有大数。

此外,《灵枢·肠胃第三十一》和《灵枢·平人绝谷第三十二》中伯高从解剖的角度回答了黄帝关于肠胃的大小长短以及能够容纳多少食物的问题。

但是，整体而言，古代中医的解剖水平较低，观察比较粗疏，甚至漏洞百出，完全无法与现代西医解剖相提并论。若将中医古籍中的脏腑图与西医解剖图相对照，便可一目了然。所以，实际上解剖在中医理论构建和发展的过程中并未起到关键作用。以《素问·刺禁论篇第五十二》为例，该篇有云：

> 脏有要害，不可不察。肝生于左，肺藏于右，心部于表，肾治于里，脾为之使，胃为之市。

好多人据此批判中医的解剖水平粗陋至极，连肝脏在身体的右侧都不清楚。但这是不在具体的文

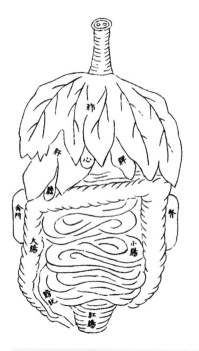

欧希范五脏图

明代《循经考穴编》所载《欧希范五脏图》

宋庆历年间（1041—1048），广西起义领袖欧希范等56人被诱杀。行刑时，州吏吴简命医生与画工剖腹观察，绘成图谱《欧希范五脏图》，原书已佚。

本语境中去理解"肝生于左"得出的谬论。从常理出发，解剖哪怕是再粗疏，也不至于将肝脏的左右位置给搞错。回到原文，这句话对肝、肺、心、肾、脾、胃的论述实际上是以功能为着眼点而展开的。肝与肺之左右，是以气的宜升宜降为标准。肝在五行与东方相应，宜升则居左；肺在五行与西方相应，宜降则居右。古人坐北面南，则左为东方，右乃西方，太阳东升西落，故左升右降。心在五行与南方相应，属火，性炎热，布阳气于表。肾在五行与北方相应，属水，性沉降，所以主治于里。"脾行谷气，以资四脏"（杨上善《黄帝内经太素》），脾能将胃消化食物产生的水谷精微（人体消化吸收的营养物质）布散于其他脏腑，所以是使官之用。"胃者，水谷气血之海也"（《灵枢·玉版第六十》），饮食入胃，胃是水谷聚集之处，仿佛市场，饮食入胃为实，饮食消化后出胃入肠则胃虚空，如市场人众之聚退。

阅读《黄帝内经》可以发现，中医观察和讨论的生命核心是身体内外脏腑、经络、形体官窍的功能变化与联系，以及生命与外在时空的关联，而非解剖。探讨中医不将解剖作为重点的原因，以往多是从"身体发肤，受之父母，不敢毁伤，孝之始也"的传统文化背景出发，认为中医受制于传统社会而无法开展解剖。固然有此原因，但我觉得更为重要的，则是古人已经认识到解剖无法用于观察鲜活生命的功能变化与联系。

这一认识让我们看到了《黄帝内经》所蕴含的天人合一观念指导下的系统论思想与还原论思想指导下的解剖生理学之间呈现出的巨大差异。系统是一个整体，系统所展现出的整体功能，并不是这个系统各个组成部分的功能的简单相加。换言之，各组成部分按照一定规则形成系统后，系统会具备一些各组成部分原本所不具备的功能，通俗讲就是一加一大于二。所以，同样的道理，生命是一个复杂的系统和整体，将尸体解剖所获得的对身体各组成部分功能的理解相加，并不等同于已经掌握了生命的全部。可以看到，中医讲的很多身体结构是一种功能性结构，例如经脉腧穴，它在活的生命上方能呈现，尸体解剖却难寻形质。

正是因为古代中医将对生命动态功能变化的观察与粗略的解剖相结合，许多脏腑被中医赋予了其本身解剖生理功能之外的整个系统的部分功能。因此，若单纯从西医解剖生理的角度考察的话，中医所讲的许多脏腑的生理功能都有偏差，甚至是错误的。例如，脾在西医解剖生理看来是免疫器官，具有储血、造血、清除衰老红细胞和进行免疫应答的功能。但中医却认为脾主运化，是气血生化之源，功能要超过脾的解剖生理本身。又如，中医认为肾藏精，主生殖，但在西医解剖看来肾只是泌尿系统的器官之一，完全不具备藏精主生殖的功能。也正因如此，被中医作为身体系统之核心的五脏具备了"符号化"的意义，指代的是一个系统，而非解剖所见的具体器官。如中医所讲的肾脏便与西医解剖所言的泌尿系统、生殖系统、神经系统密切相关，另外，肾上腺、甲状腺、呼吸系统、耳、腰骶部的骨和软组织等也与其有诸多关联。

宇宙浩瀚，生命"小宇宙"也是无比复杂、精密和绝妙的。至今为止，我们对它的理解还很有限，中医的智慧正在于提供了一种有别于现代医学的新视角。"横看成岭侧成峰，远近高低各不同"，视角不同，观察所得便会不同，甚至存在天壤之别。所以，今天阅读《黄帝内经》，并不是要以解剖和现代医学去驳斥中医的错误，而是站在古人的视角，观古人之所见。更何况单纯依靠解剖并无法了解生命的全部，传统中医提供了解剖之外观察生命的另一种视角，应该成为现代医学的重要补充。

如前文所述，《黄帝内经》将阴阳五行学说等传统文化思想作为重要的理论工具，构建了以五脏为核心的生命系统。这个系统既包括生命自身的结构及功能变化，如身体内在的五脏六腑和外在的肢体官窍，沟通身体各部的经络，精神、血气、魂魄等，也包括宇宙时空中可以与生命之象相类比的事物和现象。这些内容在任何一版《中医基础理论》或《内经选读》的教材乃至中医理论的科普读本中，早已有大量论述，自然无须陈陈相因，再作赘述。所以，在上文阐明中医有无解剖，以及中医对解剖与功能关注焦点所在的大前提下，接下来我从《黄帝内经》的具体文本出发，挑选几个不容易理解的问题，略陈己见。

（2）谁不明则十二官危？

《素问·灵兰秘典论篇第八》有参照古代职官设置比拟脏腑功能的一段表述：

黄帝问曰：愿闻十二脏之相使，贵贱何如？岐伯对曰：悉乎哉问也。请遂言之！心者，君主之官也，神明出焉。肺者，相傅之官，治节出焉。肝者，将军之官，谋虑出焉。胆者，中正之官，决断出焉。膻中者，臣使之官，喜乐出焉。脾胃者，仓廪之官，五味出焉。大肠者，传道之官，变化出焉。小肠者，受盛之官，化物出焉。肾者，作强之官，伎巧出焉。三焦者，决渎之官，水道出焉。膀胱者，州都之官，津液藏焉，气化则能出矣。凡此十二官者，不得相失也。故主明则下安，以此养生则寿，殁世不殆，以为天下则大昌。主不明则十二官危，使道闭塞而不通，形乃大伤，以此养生则殃，以为天下者，其宗大危，戒之戒之。

昏君祸国殃民。心为君主之官，位居最上，如果心脏出问题，其他脏腑便会跟着遭殃，这是对于"主不明则十二官危"的普遍认识。但是，明代医家赵献可（约1573—1664，字养葵，今浙江宁波人）却通过一道简单的加减算术，发现了其中的问题，其云：

玩《内经》注文，即以心为主。愚谓人身别有一主，非心也。谓之君主之官，当与十二官平等，不得独尊心之官为主。若以心之官为主，则下文"主不明则十二官危"当云"十一官"矣。此理甚明，何注经者昧此耶？盖此一主者，气血之根，生死之关，十二经之纲维。医不达此，医云乎哉！（赵献

可《医贯·内经十二官论》)

在赵献可看来，十二官为心、肺、肝、胆、膻中、脾、胃、大肠、小肠、肾、三焦、膀胱，如果"主不明则十二官危"之"主"是心，准确的表述当为"主不明则十一官危"。换言之，心作为君主之官，仅是十二官之一，一身之"主"应当是凌驾于十二官之上的其他主宰。赵献可这样讲，自然是要引出他认为的"主"——命门。

命门，在《黄帝内经》中便已出现，如"命门者，目也"（《灵枢·根结第五》），指的是眼睛。《黄帝八十一难经》对命门的论述，与《黄帝内经》不同，认为两肾中的右肾为命门。而赵献可将两肾中间定义为命门，"两肾之中，是其安宅也"（《医贯》），与《黄帝内经》和《难经》所论皆不相同。赵献可实则是受到了《难经》"肾间动气"说的启迪，把《难经》中作为生命本原的肾间动气改造为了命门。

诸十二经脉者，皆系于生气之原。所谓生气之原者，谓十二经之根本也，谓肾间动气也。此五脏六腑之本，十二经脉

之根，呼吸之门，三焦之原。(《难经·八难》)

脐下肾间动气者，人之生命也，十二经之根本也，故名曰原。(《难经·六十六难》)

那么赵献可为何要大费周章谈论命门呢？其初衷并非是临床医疗的需要，而是为了比附于当时社会流行的宋明理学来改造医学理论。赵献可《医贯》将理学开山鼻祖周敦颐的太极图直接收入书中。天人相类，如同理学家要探寻宇宙的太极所在一样，赵献可也在寻找人身小宇宙中的太极。"人受天地之中以生，亦原具有太极之形，在人身之中，非按形考索，不能穷其奥也"，因此，赵献可仿照周敦颐的太极图，绘制了一幅人身太极图。

对于两图之间的相似性，赵献可作了进一步阐释。周敦颐的太极图中居于最顶端的白圆圈代表无极，其下黑白相间已分阴阳的圆圈代表太极。若用汉字的形象作比拟，无极如同将"一"首尾相接所形成的圆圈，而已分阴阳的太极则好比是以一竖线中分圆圈的"中"字形象。"无极者，未分之太极。太极者，已分之阴阳也。一中分太极，中字之象形，正太极之形

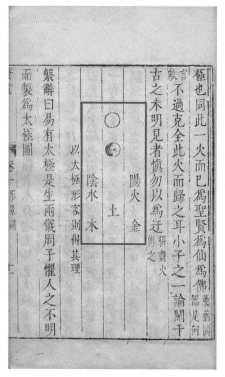
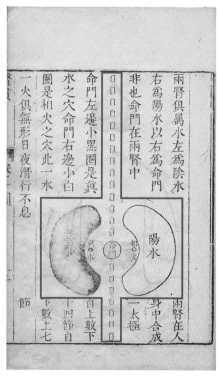

赵献可《医贯》所载周敦颐太极图　　赵献可《医贯》所载人身太极图之肾与命门

也。一即伏羲之奇一而圆之，即是无极。"

　　与之类似，两肾合成一人身太极图，左右肾分属阴阳，如同周敦颐太极图中黑白相对的太极。命门居于两肾中间，如同太极图中代表无极的白圆圈。赵献可对其所绘人身太极图注文有云："左边一肾属阴水，右边一肾属阳水，各开一寸五分，中间是命门所居之宫，即太极图中之白圈也。其右旁一小白窍，即相火也。其左旁之小黑窍，如天一之真水也。"

赵献可将《难经》中的"肾间动气"定义为命门，再借助周敦颐太极图宇宙论模式对命门进行文化论证，的确是把握时代文化脉搏的与时俱进的高手。但是，他的肾间命门说与《黄帝内经》的表述相抵牾，他该如何面对《黄帝内经》这样的"经典"？如何处理与经典之间的矛盾，便成为他必须要解决的问题。赵献可所采取的方法，依然是从中医经典中找寻诠释资源，特别是其中那些文义不甚明确，具有可发挥空间的文本。

《素问·刺禁论篇第五十二》有云："七节之傍，中有小心。"何谓"小心"？"七节"是脊柱自上而下计数第七节，还是自下而上计数？《黄帝内经》皆没有明确的界定和解释。赵献可便借此论证将两肾中间定义为命门的合理性，其云：

> 《内经》曰：七节之旁，有小心是也。名曰命门，是为真君、真主，乃一身之太极。无形可见。两肾之中，是其安宅也。

命门在人身之中，对脐附脊骨，自上数下，则为十四椎，自下数上，则为七椎。《内经》曰：七节之旁，有小心。

赵献可的确是擅长文字游戏的高手。

至于赵献可为何非要将命门作为人身之"主"，而不是将其他脏腑加以改造，很重要的原因便是，将肾间无形质可寻之处定义为命门，作为生命的本原，比较契合理学无形生有形的宇宙论逻辑。周敦颐《太极图说》中云："无极之真，二五之精，妙合而凝。乾道成男，坤道成女。二气交感，化生万物。"命门无形，正因不具备一般脏腑的有形实体，才使其具有了超越其他脏腑之上的本体意义，成为生命的原动力所在。正如明代医家孙一奎（1522—1619，字文垣，号东宿，今安徽休宁人）所言，"属脏属腑，乃是有形质之物"（《医旨绪余》）。心虽为君主之官，但已经是后天有形质之物，自然不会被信奉理学的医家视为生命之"主"。

如果赵献可不是身处理学思想盛行的时代，大概率是不会通过建构肾间命门来探讨人身太极所在的。清代医家徐大椿曾著《医贯砭》一书，对赵献可进行激烈批判。在徐大椿看来，肾藏元气，因而"比诸脏为尤重"，此本是"何等明白"
之医理，但是赵献可偏要"幻成真假无形有形，根源太极等
语，其说愈微妙，愈俚鄙荒唐"。从更大的时代背景来看，宋
明理学发展至清代已如钱穆所言"无主峰可指""无大脉络可
寻"，已非往昔可比。不仅如此，清代时人对宋明理学，无论
是程朱理学，还是陆王心学，皆有反思批判，儒学重事功的实
践倾向也是当时的社会大势。受此风气影响，不少清代医家已
不像之前宋明医家那样要努力将医学理论比附于理学思想，试
图架构两者之间的类比关联，由徐大椿对于赵献可的批评便可
窥见清代社会文化的转型。既往中国医学史研究一般习惯明清
并称，注意到了明清中医知识的内在延续，却对于明清之间的
历史差异缺乏细致深入的研究。近代谢观《中国医学源流论》
中曾言："两宋至明为新说代兴之期，起自明末，盛于有清，
为主张复古之期。此一切学术皆然，而医学亦莫能外也。"大
势虽大致如此，但细节并不准确，清代中医既有极为遵奉汉代
经典的复古，也有试图羽翼经典的创新；明清既有中医学术的
顺承延续，也有清代医家对明代医家的批判性继承，由命门便
可见一斑。

无论是否同意赵献可的另寻他"主"，心作为君主之官，在《黄帝内经》中的确是别于其他脏腑的特殊存在。《灵枢·邪客第七十一》：

心者，五脏六腑之大主也，精神之所舍也，其脏坚固，邪弗能容（按：《脉经》"容"作"客"，义胜。下同）也，容之则心伤，心伤则神去，神去则死矣。故诸邪之在于心者，皆在于心之包络。包络者，心主之脉也，故独无腧焉。

君主不能受蒙蔽，即使受蒙蔽了，犯错了，也要"甩锅"，找人做"背锅侠"。京剧《打龙袍》中李后命包拯责打宋仁宗，包拯当然不敢，耍个小聪明，脱下宋仁宗的龙袍，责打龙袍象征打皇帝。"自从那盘古到如今，那有个臣子敢打圣明君。万岁的龙袍你就忙脱定，俺包拯打龙袍犹如臣打君"。戏文虽是荒唐，反映的却正是普通老百姓的心态。

与之类似，心既然是君主之官，便不能感受邪气，包在心脏之外的心包遂成为代心受邪的"背锅侠"。心包络，便是心包上的脉络。所以，《黄帝内经》认为"诸邪之在于心者，皆

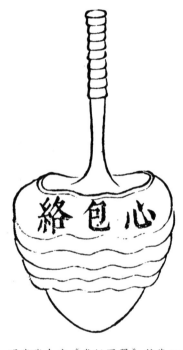

明代张介宾《类经图翼》所载心包络

在于心之包络"。清代温病医家叶桂《温热论》阐发温病的发病与传变时讲："温邪上受，首先犯肺，逆传心包。"外感病首先侵袭皮毛，而肺主皮毛，此即首先犯肺。温病传变迅速，变化快，如果温病没有按照正常的卫、气、营、血（叶桂概括的温病传变由表入里、由轻变重的四个阶段）路径传变，而是很快便出现了神昏、谵语等表现，便是"逆传"。所传入的心包，实即心。

（3）肺朝百脉是肺循环吗？

1628 年，英国人威廉·哈维（William Harvey）发表了《心血运动论》，详细阐述了血液循环的基本规律及其实验证据，标志着近代生理学的诞生，意义巨大，许多人将其与哥白尼的天文学著作《天体运行论》相提并论。哈维之后，血液循环理论不断完善。血液循环主要由体循环和肺循环组成。体循环是指心室收缩时，动脉血自左心室输出，经主动脉及其各级分支，到达全身各部的毛细血管，进行组织内物质交换和气体交换，血液变为静脉血，再经各级静脉最后汇入上、下腔静脉，流回右心房。肺循环是指体循环返回心脏的血液从右心房流入右心室，心室收缩时，血液从右心室进入肺动脉，经其分支到达肺毛细血管，在此进行气体交换，静脉血变成动脉血，经肺静脉回流入左心房，再入左心室。体循环和肺循环互相连接，血液便在心脏和血管中循环流动，周而复始。

那么，在早于哈维一千多年、《黄帝内经》成书的汉代，中医有没有发现人体中存在类似的血液循环？显然没有。不过，《黄帝内经》中有"肺朝百脉"的表述，现行的中医基础理论教材将其作为肺脏的生理功能之一，认为全身的血液都通过百脉流经于肺，经肺的呼吸，进行体内外清浊之气的交换，然后再通过肺气宣降作用，将富有清气的血液通过百脉输送到全身。或许受此影响，许多人误以为《黄帝内经》已经发现了肺循环。

朝，有会聚之义，肺朝百脉，即百脉会聚于肺。王冰注曰："肺为华盖，位复居高，治节由之，故受百脉之朝会也。"另外，《素问·五脏生成篇第十》中云："诸脉者皆属于目，诸髓者皆属于脑，诸筋者皆属于节，诸血者皆属于心，诸气者皆属于肺，此四肢八溪之朝夕也。"张介宾注曰："朝夕，即潮汐之义。言人身血气往来，如海潮之消长，早曰潮，晚曰汐者，亦通。"在古人看来，气血运行如海水之潮汐往来。古人对生命的理解，常取法于对外在自然现象的观察，将血脉气血运行比拟于潮水往来，是一种并不复杂的联想，如东汉王充《论衡·书虚》有云："夫地之有百川也，犹人之有血脉也。血脉流行，泛扬动静，自有节度。百川亦然，其朝夕往来，犹人之呼吸，气出入也。"

以上会聚与潮汐两说，并不矛盾。张介宾《类经图翼》云："肺叶白莹，谓为华盖，以覆诸藏（脏），虚如蜂窠，下无透窍，吸之则满，呼之则虚，一呼一吸，消息自然，司清浊之运化，为人身之橐籥。"橐籥，即鼓风吹火助燃的风箱。古人将肺比喻为橐籥，百脉会聚于肺，肺一呼一吸，一虚一实，如风箱之鼓动，推动气血在百脉中如潮水般往复运动。

肺者相傳之官治節出焉其形四
垂附着於脊之第三椎中有二十
四空行列分布以行諸藏之氣爲
藏之長爲心之蓋○是經常
多氣少血其合皮也其榮毛
也開藏於鼻○難經曰肺重
三斤三兩六葉兩耳凡八葉
主藏魄○華元化曰肺者生
氣之原乃五藏之華蓋○肺

葉白瑩謂爲華蓋以覆諸藏
虛如蜂窠下無透竅吸之則滿呼
之則虛一呼一吸消息自然司清
濁之運化爲人身之橐籥

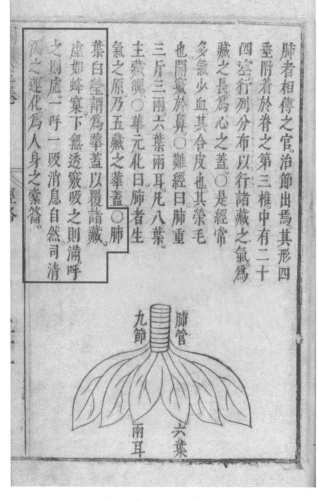

明代张介宾《类经图翼》之“肺叶”

古罗马时期的医学家盖伦（Claudius Galenus，129—199）也同样持血液运动的"潮汐说"。他将肝脏作为血液系统的中心。食物经过消化后进入肝脏，形成血液，与"自然灵"（spiritus naturalis）相结合，而后由静脉运送至全身。来自肝脏的血液通过心室中隔的微孔进入左心，与"生命灵"（spiritus vitalis）结合，经动脉运送至全身。血液便在动脉、静脉中像潮水一样往复运动。

中西医学发展早期的许多理论，的确有很多相像之处。这种巧合既与两者皆是在粗略解剖基础上对人体生理的"臆测"有关，也与早期医学理论皆将哲学作为重要的构建基础密切相关。但是，虽同样是血液潮汐说，《黄帝内经》与盖伦所讲又有很大不同。

《素问·经脉别论篇第二十一》中云：

食气入胃，散精于肝，淫气于筋。食气入胃，浊气归心，淫精于脉。脉气流经，经气归于肺，肺朝百脉，输精于皮毛。毛脉合精，行气于府，府精神明，留于四脏，气归于权衡。权衡以平，气口成寸，以决死生。

食物在胃消化后，精微物质布散到肝，肝与筋五行相应，所以可以养筋。与盖伦不同，肝并不是《黄帝内经》血液循环的核心之一。浊气即食物消化后化生的精微之气，与自然界清气相对应。饮食精微之气上归于心，心主血脉，进而流注于血脉之中。然后，运送至肺，肺如橐籥，以呼吸为动力，将气血通过百脉进一步运送至全身。

以上仅是血液运行的大致路径，《灵枢·痈疽第八十一》中云：

中焦出气如露，上注溪谷，而渗孙脉，津液和调，变化而赤为血，血和则孙脉先满溢，乃注于络脉，络脉皆盈，乃注于经脉。阴阳已张，因息乃行，行有经纪，周有道理，与天合同，不得休止。

由此可补充解释"食气入胃，浊气归心"的路径。中焦脾胃化生的饮食精微之气，即富含营养的营气，如雾露一般，向上布散至溪谷（《素问·气穴论篇第五十八》："肉之大会为谷，肉之小会为溪。"），进而渗入孙脉，与津液相合，形成血液。

孙脉，即细小的血脉。《黄帝内经》中经络有多重内涵，下文"什么是经络"对此还有详论，暂不细说。经络用指血脉时，经脉是指大的主干血脉，络脉是指小的分支血脉，而孙脉则是更为细小的分支血脉。气血在孙脉充盈后，逐级灌注于络脉、经脉，而后经脉的气血"因息乃行"，在肺呼吸的鼓动下布散至全身，由内及外，乃至皮毛，据此便可补充解释"脉气流经，经气归于肺，肺朝百脉，输精于皮毛"的详细路径。毛脉，细如毛发之脉，实即孙脉。心主神明，"行气于府，府精神明"之府，应该是心。那么，"毛脉合精，行气于府"讲的便是气血如何又由血脉回心的路径，参考《灵枢·痈疽第八十一》所讲孙脉、络脉、经脉的逐级充盈，可知气血是经孙脉、络脉、经脉而回心。水无常形，或聚或散，江河贯通，由小到大可汇集，由大到小可分散。想想自然之理，便很容易理解《黄帝内经》的气血运行理论。《黄帝内经》讲的气血是环周循环运行的，而盖伦所讲则是直线往复运动。

综合以上分析，可以看到《黄帝内经》所述气血的血脉循环有三个关键，即饮食入胃化生气血，气血上归于心而灌注血脉，肺如橐籥推动气血运行。在这个过程中，心脏虽然是关键一环，但并非是血液循环的动力所在。肺如橐籥，恰是动力所在。"气口成寸，以决死生"，气口成寸，即寸口，在桡骨头内侧桡动脉的搏动处，属手太阴肺经。在寸口诊脉以决生死，正表明了肺如橐籥鼓动一身之气血运行的重要性。

除了肺，《黄帝内经》还将胃作为血液循环的另一关键动力，廖育群对此有过详细阐发，颇具启迪。《素问·平人气象论篇第十八》云："胃之大络，名曰虚里，贯鬲络肺，出于左乳下，其动应衣（按：《针灸甲乙经·卷四·经脉第一》作"其动应手"。观后文其动应衣应是宗气外泄的病态变化，故应以"其动应手"为是），脉宗气也。……乳之下，其动应衣，宗气泄也。"胃之大络，即胃分出的大的络脉。该大络自胃上行，贯通横膈，与肺相连络，出于左乳下的虚里，即心尖搏动之处，用手可以摸到它的跳动。《灵枢·邪客第七十一》中伯高曰："五谷入于胃也，其糟粕、津液、宗气分为三隧。故宗气积于胸中，出于喉咙，以贯心脉，而行呼吸焉。"宗气与血脉气血运行和呼吸密切相关，通过触摸虚里感受心脏的跳动强弱，可以诊察宗气的强弱。如果心脏跳动剧烈，可观察到衣服随之起伏，便是宗气外泄的表现。

可见，《黄帝内经》对正常心脏跳动的观察，重点在于说明胃之大络与宗气，突出胃与宗气的重要性，而非心脏本身的自主跳动对于血液循环的动力作用，这与西医所讲的血液循环完全不同。《素问·玉机真脏论篇第十九》云："五脏者皆禀气于胃，胃者五脏之本也。"《黄帝内经》对循环动力的着眼点在于胃，而非心。《黄帝内经》对心生理功能的阐发重点，在于明确心与神明的密切关系，如《素问·灵兰秘典论篇第八》云："心者，君主之官也，神明出焉。"

既然《黄帝内经》并未将心作为血脉气血循环的直接动力，那么对于心主血脉内涵的理解，就不要误以为是体循环。但是，今天中医基础理论教材将《黄帝内经》心主血脉的内涵表述为心与脉直接相连，形成一个密闭循环的管道系统，心气充沛，则心脏有规律地搏动，脉管有规律地舒缩，血液则被输送到各脏腑形体官窍，发挥濡养作用，以维持人体正常的生命活动。很明显这是以西医体循环来解读心主血脉。

理解其原义，依然需要回到《黄帝内经》的具体文本。《素问·痿论篇第四十四》云："肺主身之皮毛，心主身之血脉，肝主身之筋膜，脾主身之肌肉，肾主身之骨髓。"结合五脏所主就会明白，心主血脉或许基于古人的粗略解剖观察，但依然是五行框架下的建构。更何况，单纯依靠古人粗略的解剖也不足以形成体循环的认识。至于中医基础理论教材在阐释心主血脉上述内涵时所引用的《黄帝内经》论据，即《素问·六节藏象论篇第九》"心者……其充在血脉"，则应根据这句话上下文来理解，原文说：

> 心者，生之本，神之处也，其华在面，其充在血脉，为阳中之太阳，通于夏气。

> 肺者，气之本，魄之处也，其华在毛，其充在皮，为阳中之太阴，通于秋气。

> 肾者，主蛰，封藏之本，精之处也，其华在发，其充在骨，为阴中之少阴，通于冬气。

> 肝者，罢极之本，魂之居也，其华在爪，其充在筋，以生血气，其味酸，其色苍，此为阳中之少阳，通于春气。

如本章"宇宙：善言天者，有验于人"小节所论，以上主要是基于阴阳五行学说的梳理分类。正如《素问·五脏生成篇第十》所言"五脏之象，可以类推"，"类推"二字表明了中医的思维模式，理解《黄帝内经》五脏与形体官窍之间的关联，当勿忘"类推"二字。

《黄帝内经》产生的时代能构建出气血运行的圆周循环理论，还有很重要的一个原因便是古人在天人相应观念指导下，将人身气血运行与日月等天体的环周运动相比拟。《灵枢·脉度第十七》有云："气之不得无行也，如水之流，如日月之行不休，故阴脉荣其脏，阳脉荣其腑，如环之无端，莫知其纪，终而复始。"这种传统认知与西医对血液循环生理的论述，存在一定的相似，但差异也是巨大的。

（4）肾主的是什么水？

肾主水，在今天的中医理论中被表述为肾气具有主司和调节全身水液代谢的功能，并引用《素问·逆调论篇第三十四》"肾者水脏，主津液"为佐证。这种表述极容易联想到肾与西医泌尿系统的关联。但实际上，《黄帝内经》所讲的肾所主之水，要远比水液复杂得多。

　　《素问·上古天真论篇第一》中云："肾者主水，受五脏六腑之精而藏之，故五脏盛，乃能泻。今五脏皆衰，筋骨解堕，天癸尽矣，故发鬓白，身体重，行步不正，而无子耳。"肾受藏五脏之精气，若五脏精气充盈，则肾有所禀受，生殖之精才能泻于外，男女阴阳和合而怀孕生子。如果五脏精气亏虚，肾无所受藏，肾精耗竭则无子。而这一切得以发生的原因和机制，在于"肾者主水"，言外之意便是精与水相类。在先民还不了解男女两性交合以繁衍生命的机制时，只能依据水崇拜的原始思维模式，根据人与大自然的相似律，把人类生命的繁衍归于水的作用。同时，男女两性交媾达到性兴奋时彼此由前阴所分泌的液体在性状上与水相类，肾主水的初始内涵很可能是基于精水相类对肾精主生殖的另一种表达。

　　随着水在中国传统文化中被逐步赋予为万物之本原的抽象意义，"几于道"（《道德经》），原本基于精水相类的肾主水的初始内涵也愈加趋于抽象。所以，《黄帝内经》对于"肾主水"的大多数论述才会被放置于讨论脏腑五行归属的大语境中，主北方之水，为阴中之至阴。例如，《素问·阴阳应象大论篇第五》："北方生寒，寒生水，水生咸，咸生肾。"《素问·玉机真脏论篇第十九》："冬脉者肾也，北方水也，万物之所以合藏也。"《素问·水热穴论篇第六十一》："肾者至阴也，至阴者盛水也。"

肾主水，一切与水有关的疾病，也自然多被归咎于肾脏功能失常。如《素问·方盛衰论篇第八十》云："肾气虚则使人梦见舟船溺人，得其时则梦伏水中，若有畏恐。"之所以肾气虚会梦到"舟船溺人""伏水中"等与水相关的梦境，很明显是源于肾主水而作的推论，这也从侧面说明肾所主之水内涵的愈加抽象和丰富。

由以上论述，可以明确《黄帝内经》所言肾主水的内涵，并不等同于肾主尿液，不能简单认为是对泌尿系统解剖生理的概括。西医所讲的泌尿系统由肾脏、输尿管、膀胱及尿道组成，那么《黄帝内经》对膀胱的认识是否与西医解剖一致呢？

《黄帝内经》明言膀胱为"州都之官，津液藏焉"（《素问·灵兰秘典论篇第八》），藏于膀胱中的是津液，而非尿液。津液由小肠经下焦直接渗入膀胱里面的胞中，后由前阴而泄，方能称之为尿液。这个过程与肾的关联性并不大。所以，肾主水

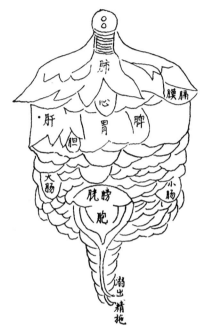

的主要内涵，并不是为了说明津液由肾而入膀胱。尿液作为津液代谢的产物，其性状与水相类，可以归于肾所统摄。但是，并不能说肾主水之内涵就是肾主尿液。把肾主水的内涵局限于肾与尿液之间的关系，实际上是近现代中医基础理论范式以西医理论为框架来筛选和诠释传统中医文献时的一种比附和误读。

明代龚居中《福寿丹书》所载脏腑正面图

另外，我们再看一下肾与膀胱脏腑相关的问题。肾与膀胱为什么是脏腑相表里而紧密相连的呢？现在多从尿液的生成与排泄进行讨论，即以西医生理学中的泌尿系统为参照，而重新架构了肾与膀胱之间的联系。肾与膀胱的解剖部位相近，但是古人并没有发现肾与膀胱的直接解剖联系。仍以脏腑图为例，清代医家钱一桂（约 1754—？，字东堂，今浙

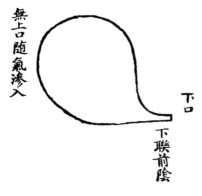

无上口随气渗入

下口

下联前阴

清代钱一桂《医略》所载膀胱图

江海盐人)《医略》中的膀胱图，图注有云膀胱"无上口，随气渗入"。可见，古人并未发现肾与膀胱由输尿管相连，且输尿管直接通连膀胱，所以认为膀胱无上口。

喝一杯水后，水在体内是如何代谢的呢？对此，《黄帝内经》有清晰的表述。《素问·经脉别论篇第二十一》云：

> 饮入于胃，游溢精气，上输于脾，脾气散精，上归于肺，通调水道，下输膀胱。水精四布，五经并行，合于四时五脏阴阳，揆度以为常也。

可见下输于膀胱的津液源于肺的"通调水道"，而非如西医生理学所讲的肾脏。

肺如华盖，五脏中位置最高，是以什么为通道将津液下输于膀胱的？或者说，肺所通畅调达的"水道"是什么？《灵枢·营卫生会第十八》中云：

黄帝曰：愿闻下焦之所出。岐伯答曰：下焦者，别回肠，注于膀胱而渗入焉。故水谷者，常并居于胃中，成糟粕，而俱下于大肠，而成下焦。渗而俱下，济泌别汁，循下焦而渗入膀胱焉。

类似的论述还见于《灵枢·五癃津液别第三十六》："阴阳气道不通，四海闭塞，三焦不泻，津液不化，水谷并行肠胃之中，别于回肠，留于下焦，不得渗膀胱，则下焦胀，水溢则为水胀，此津液五别之逆顺也。"明确讲到津液是由下焦直接渗入膀胱的。三焦，有上焦、中焦、下焦，是六腑之一，《黄帝内经》认为三焦的功能是"决渎之官，水道出焉"（《素问·灵兰秘典论篇第八》）。三焦究竟是什么解剖结构，《黄帝内经》并没有讲，后世医家的争论也很大。直到西医解剖传入中国后，部分近现代中医才将其与大网膜、小网膜相对应。古人粗略解剖时，一定看到过这些包裹在脏器外边的网膜，但是尚不明确它们的生理功用，遂将其作为水液运行的通道。为何是渗入呢？也源于并不复杂的生活经验。水由一处流向另一处，可以通过直接连通彼此的管道，没有直通管道的话，可以慢慢渗透过去。因为古人没有发现输尿管与膀胱的直接相连，以为膀胱无上口，所以只能用渗透来解释津液是如何进入膀胱内的。

肾与膀胱脏腑表里关系得以确立的根本原因，或者说决定性因素，并不在于肾与膀胱围绕尿液而发生的解剖学上的关联，而是源于以津液为中转的观点。膀胱为"州都之官，津液藏焉"，而肾主水，一切津液又为肾所主，所以肾与膀胱密切相关，正如《灵枢·本输第二》所云："肾合膀胱，膀胱者，津液之腑也。"唐代孙思邈《备急千金要方》对这个问题谈得也很直接，"凡肾脏象水，与膀胱合为腑"。有了基于五行的架构，加之肾与膀胱部位相近，肾与膀胱基于水而建立的密切相关性变得更为自然，两者脏腑表里关系的确立也更为贴切。

（5）什么是经络？

什么是经络？中医基础理论教材的表述看起来很清晰：经络是经脉和络脉的总称，是运行全身气血，联络脏腑形体官窍，沟通上下内外，感应传导信息的通路系统，是人体结构的重要组成部分。但是，进一步追问，经络是什么通路，是人体的什么结构，这个定义似乎又什么都没讲。

有的人说，经络不是血管，不是神经，并无解剖形质可探寻，完全是一种"虚空"的功能性结构。但《黄帝内经》明明在很多地方讲到的经络是有形质可寻的。例如，《素问·刺齐论篇第五十一》：

黄帝问曰：愿闻刺浅深之分。岐伯对曰：刺骨者无伤筋，刺筋者无伤肉，刺肉者无伤脉，刺脉者无伤皮，刺皮者无伤肉，刺肉者无伤筋，刺筋者无伤骨。

由此可知针刺由浅及深的顺序为皮、脉、肉、筋、骨，古人是有粗略解剖的，如此方能谈及针刺时的深浅禁忌。而这里所讲的脉，便是皮下的浅层血管。

又如，《灵枢·经脉第十》云：

经脉十二者，伏行分肉之间，深而不见；其常见者，足太阴过于内踝之上，无所隐故也。诸脉之浮而常见者，皆络脉也。……饮酒者，卫气先行皮肤，先充络脉，络脉先盛，故卫气已平，营气乃满，而经脉大盛。

经脉部位较深而不可见，部位浮浅显露的是络脉，这里讲的经脉和络脉很明显是有形质可寻可察的血脉。经脉是大的主干血脉，部位较深，络脉则是小的分支，部位相对较浅，这与动脉、静脉的特征和差异相吻合。前文介绍肺朝百脉时所讲的孙脉、毛脉，则是比络脉更为细小的分支，与毛细血管的特征类似。

《黄帝内经》还有对饮酒后血脉变化的描述，如《素问·厥论篇第四十五》云："酒入于胃，则络脉满而经脉虚。"饮酒后局部毛细血管充血扩张，便会"上脸"，脸色发红，这是日常生活中最普通不过的身体体验了。血脉互相贯通，气血在络脉、经脉等各级血脉中循环运行，在古人看来，既然饮酒后气血充盈于浅表的络脉，那么经脉中的气血便相对不足，即络脉满而经脉虚。《素问·刺志论篇第五十三》有类似的表述："脉小血多者，饮中热也。"清代医家高世栻注曰："夫脉小血

反多者，其内必饮酒中热之病。酒行络脉，故血多，行于外而虚于内，故脉小。"（《素问直解》）

古今时代有异，但人的基本感官感受却大同小异，诸如呼吸、心跳、动脉的波动、体表可察的静脉和毛细血管等，这些我们今天都很容易观察和感受到的生命变化，古人也一定能观察、感受到。因此，《黄帝内经》经脉理论的建构必定是基于大量对身体结构和生命功能变化的平实观察。若试图理解《黄帝内经》的理论，首先要与古人感同身受才行。离开了感同身受，就会将《黄帝内经》的理论虚无化，也不利于我们了解它是如何将对生命的观察理论化的。正如纪伯伦（Gibran Kahlil Gibran）所说："我们已经走得太远，以至于忘记了为什么而出发。"遇到不好理解《黄帝内经》的理论时，不妨从常人的观察视角去观察身体，置身与古人类似的身体感受中，去理解《黄帝内经》理论的建构。

除了感受自己的身体，仰观天象，俯察地理，类比"大宇宙"同样是古人认识人身"小宇宙"的重要方式。以血脉理解经脉、络脉，除了古人感受和观察身体的动脉、静脉、毛细血管等亲身体验外，还受天人相类思维影响，将人身血脉之大小、深浅、主干分支、互相贯通、气血运行等比拟于自然界的山川河谷、江河水流等。如《论衡·道虚》："夫血脉之藏于身也，犹江河之流地。"

但是，《黄帝内经》的复杂就在于众说纷纭，经脉、络脉除上述血脉之义外，尚有他义。摘录部分原文如下：

夫经脉十二，络脉三百六十五，此皆人之所明知，工之所循用也。（《素问·征四失论篇第七十八》）

经脉十二者，以应十二月。（《灵枢·五乱第三十四》）

十二经脉与十二月相对应，三百六十五络脉与一年三百六十五日相对应，这很明显是基于术数思想的架构，而不是对具体血脉的观察描述。附带说明一下，一年究竟是多少天，这里是络脉对应 365 天，前文在分析脾"不得独主于时"时说的是 360 天。其实，《黄帝内经》中两种说法皆有。

《素问·六节藏象论篇第九》中云：

天度者，所以制日月之行也。气数者，所以纪化生之用
也。天为阳，地为阴，日为阳，月为阴。行有分纪，周有道
理，日行一度，月行十三度而有奇焉。故大小月三百六十五日
而成岁，积气余而盈闰矣。

地球绕太阳一周需要 365 日，一周即 360 度，大致每日
接近 1 度。不过，古人认为地球自身不动，而是太阳转动，
故曰"日行一度"。月亮绕地球一周需要 27.32 天，一周 360
度除以这个天数，平均每日 13.18 度，即"月行十三度而有
奇"，"奇"便是余数之义。节气以"日行"15 度来计算，一
年二十四节气，每个节气 15 日左右。阴历则是以月亮的朔望
来计算，每月平均 29.5 日左右，一年 12 个月总计 354 日左
右，要少于二十四节气"日行一度"算法的 365 日，相差约
11 日。两种计算方法所得日数的差额，就要通过设置"闰月"
来弥补，此即"积气余而盈闰矣"。十九年七个闰月，两者基
本持平。

同篇又云：

天以六六为节，地以九九制会。天有十日，日六竟而周甲，甲六复而终岁，三百六十日法也。

十日，即甲、乙、丙、丁、戊、己、庚、辛、壬、癸十天干。以天干计日，需要与子、丑、寅、卯、辰、巳、午、未、申、酉、戌、亥十二地支相配，需要 60 日方能全部无重复配完，此即"日六竟而周甲"。六个甲子，共 360 日为一年，即"甲六复而终岁"。

回到正题，《灵枢·脉度第十七》中云："当数者为经，其不当数者为络也。"符合天地之数等术数的，就可称为经，不符合术数的都可称为络。手足三阴三阳十二经脉之所以称得上是经脉，就在于合乎"十二"这个天地之数。《黄帝内经》之前经脉之数众说纷纭，前文曾以出土简帛文献和老官山髹漆人像为例进行过说明。《黄帝内经》确立十二经脉模式，关键目的是要"当数"，即合于术数。换言之，当以术数为框架建构经脉学说时，《黄帝内经》所谈论的"当数"之经脉与血脉之经脉有本质的差异。黄龙祥早在其《经脉理论还原与重构大纲》一书中提醒研究者要注意两者的差异，不要将经脉理论之经脉与经络血脉之经脉相混淆，可谓一语道破天机。无论是阅读《黄帝内经》，还是从事经脉理论研究，首先要明确经脉在不同文本语境中的内涵。

描述血脉之经络的基础在于对动脉、静脉、毛细血管等各类血管的观察，而"当数"之经脉被创造出来，仅仅是为了合乎术数吗？当然不是。合乎术数是为了天人相应，是形式上的建构，而本质上则是试图以经脉来阐释人体不同部位的复杂关联。黄龙祥将这种关联表述为"远隔部位纵向关联"。这些关联，有正常生命现象的观察，也有疾病状态下的观察。比如，心绞痛时疼痛除心前区外，还会向左肩背、左臂内侧、小指等部位放射。单纯依靠血脉之经络，依靠血管，是不足以阐释这些关联的。最简单的办法便是以一条线路将诸多关联部位相连。我们看《灵枢·经脉第十》对手少阴心经循行部位的描述：

心手少阴之脉，起于心中，出属心系，下膈络小肠；

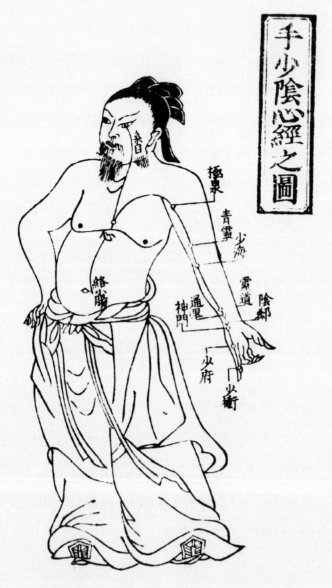

手少陰心經之圖

極泉
青靈
少海
靈道
陰郄
通里
神門
少府
少衝
絡膈

元代滑寿《十四经发挥》所载《手少阴心经之图》

其支者，从心系上挟咽，系目系；其直者，复从心系却上肺，下出腋下，下循臑内后廉，行手太阴心主之后，下肘内，循臂内后廉，抵掌后锐骨之端，入掌内后廉，循小指之内出其端。

此经脉出腋下，沿上臂内侧后缘，下肘内，沿前臂内后侧，入手掌内侧，沿小指内侧至前端。有了这样的循行路线，便可以将以上部位关联在一起，对疾病做出解释。如果以为身体上就长着这样一条线，甚至试图通过解剖去探寻这条线的实质，就大错特错了，这是联系之脉，而非血肉之脉。

因为所"当"之"数"在特定时期的文化背景中是固定的，如十二月不可能随便为十一或十三等其他数字，所以，人为划定的联系线路的数量不可能随意变更。而且，所"当"之"数"毕竟数量有限，不能纳入经"数"之范畴的，"不当数"者便是络。络的出现，可以弥补有限数量的"当数"之经所不能贯通的其他部位关联的缺失。换言之，"经"不好解决的问题，"络"可以灵活替补解决。

容易迷惑人的是，"当数"之经脉与血脉之经络并非毫无

关联，两者在某些循行部位有重合。例如，手太阴肺经的循行
路线如下：

> 肺手太阴之脉，起于中焦，下络大肠，还循胃口，上膈属
> 肺，从肺系横出腋下，下循臑内，行少阴心主之前，下肘中，
> 循臂内，上骨下廉，入寸口，上鱼，循鱼际，出大指之端；其
> 支者，从腕后直出次指内廉，出其端。

中医脉诊在手太阴肺经循行的寸口进行诊察，触摸的便是
桡动脉搏动处。但手太阴肺经的循行路线显然不是桡动脉就能
解释的。这也说明，《黄帝内经》"当数"之经脉理论的建构有
一定的血脉基础。

而且，血脉之经络有时也会被进行术数的改造，如《素
问·经络论篇第五十七》有如下问答：

> 黄帝问曰：夫络脉之见也，其五色各异，青黄赤白黑不
> 同，其故何也？
>
> 岐伯对曰：经有常色，而络无常变也。

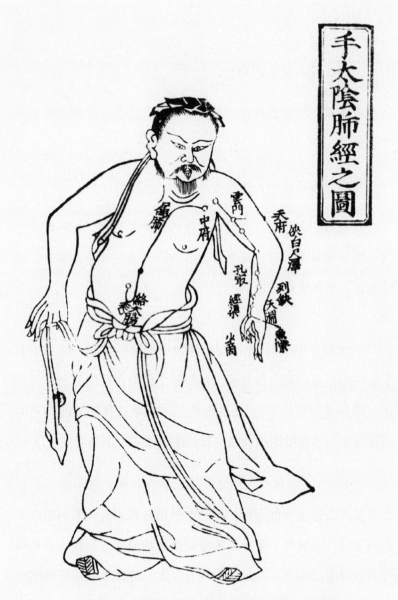

手太陰肺經之圖

天府　俠白尺澤
　　　列缺
孔最　經渠　太淵
　　　魚際　少商

雲門　中府

臂臑

絡卻

元代滑寿《十四经发挥》所载《手太阴肺经之图》

帝曰：经之常色，何如？

岐伯曰：心赤、肺白、肝青、脾黄、肾黑，皆亦应其经脉之色也。

帝曰：络之阴阳，亦应其经乎？

岐伯曰：阴络之色应其经，阳络之色变无常，随四时而行也。寒多则凝泣，凝泣则青黑，热多则淖泽，淖泽则黄赤。此皆常色，谓之无病。

上文对"阳络"，即浅层络脉色泽变化的描述，恰巧说明了阳络即是显而易见的血管。对经脉之色与深层阴络色泽的表述，则是基于五行推论。《黄帝内经》就是这样把显而易见的血脉观察与术数推论结合在一起，虚虚实实，不易读懂。

"当数"之经脉与血脉之经络交融在一起，还形成了另一个容易让人犯迷糊的问题，即原本只用来表示人体不同部位关联的经脉，也被赋予了运行气血的血脉功能，并且在天道环周等术数思想影响下，被建构为气血在十二经脉中的按序圆周循环。《灵枢·经水第十二》云："经脉十二者，外合于十二经水，而内属于五脏六腑。""凡此五脏六腑十二经水者，外有源泉而内有所禀，此皆内外相贯，如环无端，人经亦然。"十二经水，即清、渭、海、湖、汝、渑、淮、漯、江、河、济、漳十二条河流。将经脉与河流相比拟，又与数字十二相对应，是上述血脉之义与"当数"经脉之义的融合。

在古人看来，日月星辰等天体作环周循环运动。天道环周，便是古人对自然界和人类社会发展变化规律所作的概括。《周易》的"复卦"云："反复其道，七日来复，天行也。"《老子》将《周易》"反复其道"的"道"升格为宇宙本体意义的"道"，"有物混成，先天地生，寂兮寥兮，独立而不改，周行而不殆，可以为天下母，吾不知其名，强字之曰道"。在"道"的反复环周运动中，《老子》更注重"复"，把它视为生命的归宿，看作是万物运动和变化中的不变律则，例如"万物并作，吾以观其复"。中国传统文化语境中的身体是类比于天地"大宇宙"的"小宇宙"，宇宙的运行变化规律在人的身体中有着鲜明的比拟。十二经脉的气血流注从手太阴肺经开始，依顺时针方向，顺次流注至足厥阴肝经，再传至手太阴肺经，首尾相接，如环无端。

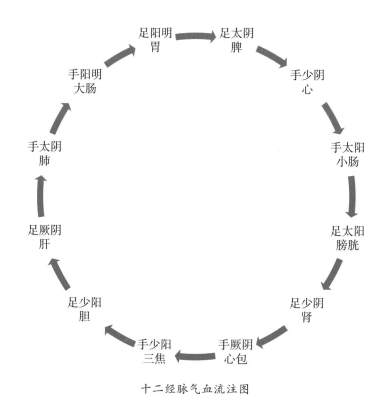

十二经脉气血流注图

3. 疾病：百病始生，能知其情

（1）病因与病机

疾病，是生命的失序状态；病因，是探究失序的原因；病机，则是分析病因引致失序的关键机制。"机"为"機"的简化字，《说文解字》中"机"和"機"是不同的两个字，"机"是树木之名，而"主发谓之機"，"機"的本义是古代弩箭上的发动装置。只有扳动了"機"，弩上的箭才能射出。所以，病机之"機"就是洞悉整个疾病得以形成和发展变化的关键所在，如张介宾所言："机者，要也，变也，病变所由出也。"（《类经·疾病类》）

同样的失序状态，在不同的医学体系中往往被归咎于不同的病因，予以不同的病机阐释。如前文所述，生命自身以及生命与外在宇宙时空皆是一个和谐的整体系统，那么疾病发生的关键就是系统的内外和谐被打破了。打破和谐的因素，从宏观的角度来看，无非是外来与内生。

夫百病之所始生者，必起于燥湿寒暑风雨，阴阳喜怒，饮食居处。（《灵枢·顺气一日分为四时第四十四》）

夫百病之始生也，皆生于风雨寒暑，清湿喜怒。喜怒不节则伤脏，风雨则伤上，清湿则伤下。（《灵枢·百病始生第六十六》）

外在季节气候、个人情绪变化、饮食起居，皆是我们日常最有切身感受的生活体验。《黄帝内经》将其作为百病始生的关键病因，是一种并不复杂且容易引发生活共鸣的理论。中医理论大多具有这样的生活经验基础，与中国老百姓日常生活的思维方式、语言表达、行为习惯、生活宜忌等相契合。今天也许很多人完全不了解中医，但是从家里老人的口中会听到有中医理论味道的表达，从日常生活饮食起居中会看到一直延续在中国人日常生活中的中医理论。究竟是中医影响了老百姓的生活，还是中医从老百姓的生活中而来？两者早已融合在一起了。

燥湿、寒暑、风雨，分属不同季节，一年四季，二十四节气，七十二候，各有偏重和差异。从自幼生活的故乡，奔波至异地，不同地域的气候差异也是触发诸多不适的重要因素。燥湿、寒暑、风雨，为何会成为致病的邪气？《灵枢·百病始生第六十六》云：

风雨寒热不得虚，邪不能独伤人。卒然逢疾风暴雨而不病者，盖无虚，故邪不能独伤人。此必因虚邪之风，与其身形，

两虚相得，乃客其形。两实相逢，众人肉坚。其中于虚邪也，
因于天时，与其身形，参以虚实，大病乃成。

　　疾病发生需要具备两个因素：一是自身虚弱给邪气以可
乘之机，即"盖无虚，故邪不能独伤人"；二是风雨寒热等本
是正常的气候变化，但如果气候出现的季节、地域不当，即非
其时其地而有其气，那么便会成为致病因素，《黄帝内经》称
之为"虚邪"。虚与实相对，《灵枢·九宫八风第七十七》云：
"风从其所居之乡来为实风，主生，长养万物；从其冲后来为
虚风，伤人者也，主杀，主害者。"实，便是合乎地域、季节
的当令正常气候，是万物生长的基本依靠。如果出现与地域、
季节相"冲"的反常气候，就是让人生病的虚邪。比如，夏季
气温骤降，冬季不冷反热，北方当冷不冷，南方当热不热，都
是外感病高发的重要原因。所以，养生的重要原则之一便是
"虚邪贼风，避之有时"（《素问·上古天真论篇第一》），"谨候虚
风而避之，故圣人曰：避虚邪之道，如避矢石然，邪弗能害，
此之谓也"（《灵枢·九宫八风第七十七》）。

　　为什么感受同样的邪气，不同人会有不同的表现？比如，

同样是感染新冠病毒，为何大家的症状有差异，轻重也不同。《黄帝内经》中有很生活化的解答。

> 黄帝曰：一时遇风，同时得病，其病各异，愿闻其故。
>
> 少俞曰：善乎哉问！请论以比匠人。匠人磨斧斤，砺刀削，斫材木。木之阴阳，尚有坚脆，坚者不入，脆者皮弛，至其交节，而缺斤斧焉。夫一木之中，坚脆不同，坚者则刚，脆者易伤，况其材木之不同，皮之厚薄，汁之多少，而各异耶。夫木之早花先生叶者，遇春霜烈风，则花落而叶萎；久曝大旱，则脆木薄皮者，枝条汁少而叶萎；久阴淫雨，则薄皮多汁者，皮溃而漉；卒风暴起，则刚脆之木，枝折杌伤；秋霜疾风，则刚脆之木，根摇而叶落。凡此五者，各有所伤，况于人乎！（《灵枢·五变第四十六》）

树木材质有别，面对自然灾害便会有不同的遭遇。以人应木，"人之有常病也，亦因其骨节皮肤腠理之不坚固者，邪之所舍也，故常为病也"。人的体质有差异，面对外邪侵袭，有的发病，有的不发病，发病程度也不相同。

前文所引《灵枢·顺气一日分为四时第四十四》中的"阴阳喜怒"，不少人以房中男女性生活阐释阴阳。在我看来，喜怒之前冠以阴阳，正是说明喜怒之无常。一会儿晴天一会儿雨，不正是情绪无常的表现吗？风雨寒暑是外邪侵袭，喜怒不节便是内伤。"人有五脏化五气，以生喜怒悲忧恐"（《素问·阴阳应象大论篇第五》），情志与五脏系统五行相应，情志不节可直接损及相应的五脏。今天我们在表述不如意的心情时，常言及"气"，生气、憋气、闷气、泄气……除了呼吸，情绪变化时所觉察到的"气"的变化，是我们在生活中能切身感受到"气"存在的另一重要途径。《黄帝内经》论述了情志不节所致气的变化：

余知百病生于气也。怒则气上，喜则气缓，悲则气消，恐则气下，寒则气收，炅则气泄，惊则气乱，劳则气耗，思则气结。（《素问·举痛论篇第三十九》）

百病生于气，情绪管理是何等重要。

饮食居处，道在其中，只不过今人经常是熟视无睹，日用而不知。中国幅员辽阔，不同地域的气候、居住、饮食都呈现出不小的差异。《素问·异法方宜论篇第十二》专门论述了五方的地域差异、患病的倾向性以及相应的治疗方法，故名"异法方宜"。以东部沿海为例，该篇云：

> 故东方之域，天地之所始生也。鱼盐之地，海滨傍水，其民食鱼而嗜咸，皆安其处，美其食。鱼者使人热中，盐者胜血。故其民皆黑色疏理，其病皆为痈疡，其治宜砭石。故砭石者，亦从东方来。

除了这样基于日常生活经验的理论以外，《黄帝内经》中大量的则是通过阴阳五行学说对五味、五脏及其生克关系的论述。以《素问·五脏生成篇第十》为例，该篇有云：

> 是故多食咸，则脉凝泣而变色。多食苦，则皮槁而毛拔。多食辛，则筋急而爪枯。多食酸，则肉胝䐢而唇揭。多食甘，则骨痛而发落。此五味之所伤也。

咸，五行属水，水克火，火在五行与心、脉、面相应，所以食咸过多会导致血脉滞涩不畅，颜面色泽发生改变。苦，五行属火，火克金，金在五行与肺、皮、毛相应，食苦过多则皮肤枯槁，毫毛脱落。辛，五行属金，金克木，木在五行与肝、筋、爪相应，食辛过多会使筋脉拘挛，爪甲枯干。酸，五行属木，木克土，土在五行与脾、肉、唇相应，食酸过多会引起肌肉粗厚皱缩，口唇掀起。甘，五行属土，土克水，水在五行与肾、骨、发相应，食甘过多会骨头疼痛，头发脱落。

如上所述，《黄帝内经》对疾病病因病机的认识，无论是感受外邪，还是饮食起居失常，都从自身生命与外在时空的互动中去考察失序的产生。既然如此，那么对疾病发展变化的认识，也自然不能就疾病而言疾病，而应该结合外在时空变化加以综合考察。

就四时而言，五行、五脏、四时相应，五脏之病在五行生克的框架中便呈现出四时的轻重缓急变化。以肝病为例，《素问·脏气法时论篇第二十二》中云："病在肝，愈于夏，夏不愈，甚于秋，秋不死，持于冬，起于春。"肝在五行属木，与四时之春相应，夏在五行与火相应，木能生火，相生为顺，所以肝病"愈于夏"。秋在五行与金相应，金能克木，相克为逆，所以肝病"甚于秋"。如果躲得过秋天，冬在五行与水相应，水能生木，又是相生为顺，所以冬天病情会稳定住。冬去春来，肝所应之季节，肝病就会"起于春"，有所好转。

《红楼梦》第十回张太医认为秦可卿的病源于"忧虑伤脾，肝木忒旺"，开了补脾和肝的处方，并判断秦可卿的病"今年一冬是不相干的，总是过了春分，就可望全愈了"。曹雪芹或许读过《黄帝内经》，才会写出这样的论断吧。不过，秦可卿未如张太医所预料，还是病故了，毕竟疾病不会完全按照五行推演来变化，要看到中医理论的局限。

疾病不只在四时呈现出季节性变化，一天之内也会有微妙的病情改变。

> 春生、夏长、秋收、冬藏，是气之常也，人亦应之。以一日分为四时，朝则为春，日中为夏，日入为秋，夜半为冬。朝则人气始生，病气衰，故旦慧；日中人气长，长则胜邪，故安；夕则人气始衰，邪气始生，故加；夜半人气入脏，邪气独居于身，故甚也。（《灵枢·顺气一日分为四时第四十四》）

日常生活中我们常有这样的体验，很多病往往早上和白天较轻，傍晚和夜里会加重一些。之所以会有旦慧、昼安、夕加、夜甚的变化，主要是因为人身的阳气会伴随自然界一天内阴阳的盛衰而呈现阶段性变化。《素问·生气通天论篇第三》中云："阳气者，若天与日，失其所，则折寿而不彰。故天运当以日光明。是故阳因而上，卫外者也。"人身阳气，仿佛是天上的太阳，是人体抵御外邪的重要依靠。太阳晨升夕落，人体的阳气也由外而入内，无力御邪，疾病便会加重。明代医家张介宾正是由生气通天论的这段话引申出"天之大宝，只此一丸红日；人之大宝，只此一息真阳"（《类经附翼·大宝论》），因而极为重视通过温补阳气来治疗疾病，成为明清温补学派的代表医家。

"病机"二字见于《素问·至真要大论篇第七十四》。该篇中黄帝问："愿闻病机如何？"岐伯以十九条"诸……皆属于……"的形式回答了黄帝的提问，阐发了许多疾病发生的关键要素，习惯称之为"病机十九条"。病机十九条虽然表述形式很一致，但内容看起来有些杂乱，彼此之间并无明显的逻辑关系。而且，疾病病机，即"皆属于"的关键要素，也并不全部属于同一逻辑层面，有的归咎于五脏，有的则是六气（实为火、热、湿、风、寒五气，金代医家刘完素《素问玄机原病式》曾补入"燥"），还有的被粗略地归于部位之上、下。或许这可以说明，病机十九条应该是《黄帝内经》将不同病机学说整合于一体的产物。我们可以将十九条本来的顺序打乱，按照疾病被归咎的"皆属于"进行分类，将其整理为下表。

病机十九条

分 类	病机关键	病 症	注 解
五脏 （5条）	肝	诸风掉眩	掉：摇摆 眩：眩晕
	肾	诸寒收引	收：收敛 引：拘急
	肺	诸气膹郁	膹（fèn）：满闷 郁：忧郁
	脾	诸湿肿满	肿：水肿 满：胀满
	心	诸痛痒疮	痒：瘙痒 疮：疮疡
六气 （12条）	火 （5条）	诸热瞀瘛	瞀（mào）：目眩眼花 瘛（chì）：抽搐
		诸禁鼓慄，如丧神守	禁：口噤 鼓：鼓颔 慄：战栗
		诸逆冲上	气逆上冲
		诸躁狂越	烦躁不安，发狂不宁

续 表

分 类	病机关键	病 症	注 解
六气（12条）	火（5条）	诸病胕肿，疼酸惊骇	胕：即皮肤 疼酸：即酸痛
	热（4条）	诸胀腹大	胀满腹大
		诸病有声，鼓之如鼓	腹胀，叩之有声如击鼓
		诸转反戾，水液浑浊	转：转筋 反：角弓反张 戾：身曲不直
		诸呕吐酸，暴注下迫	呕吐酸水，腹泻急迫
	湿	诸痉项强	痉病，颈项强直
	风	诸暴强直	突然身体强直
	寒	诸病水液，澄澈清冷	人体排出的液体（如尿、涕、唾、痰等）清稀寒冷
上下（2条）	上	诸痿喘呕	痿：肢体萎弱
	下	诸厥固泄	厥：厥逆 固：大小便不固 泄：大小便不禁

另外，"皆属于"仅表明引致疾病的常见关键所在，而不是说这些疾病的原因全部在此。如"诸风掉眩，皆属于肝"，肝在五行与东方之木相应，主风，风性主动，风过之处树木摇

摆不定是常见的自然物象，肢体震颤、头目眩晕的症状与风性相类似，所以这些病症在五行框架下被归于肝。但实际上，临床所见中风、眩晕等疾病的病因病机很复杂，虽与肝密切相关，但并非仅是肝所能囊括的。相比较而言，被归属于五脏的病机，毕竟是在五行学说的框架下进行关系建构，尚且容易理解，被归于六气的许多条就更不容易理解，而且六气之间明显不均衡，被归于火、热的最多。

（2）诊断

探寻病因和分析病机的前提，是医生如何最大限度地获得疾病的信息。信息掌握越全面，患者的疾病画像就越清晰，诊断才会更加准确，治疗才可能有效。与现代医学过分依赖检查指标不同，中医很强调因人制宜，注重从患者个人体质出发来研判疾病信息。《素问·经脉别论篇第二十一》云："诊病之道，观人勇怯，骨肉皮肤，能知其情，以为诊法也。"

为了更全面准确地获得病人的疾病信息，医生诊察疾病时，从其职业操守到诊断规范，《黄帝内经》都提出了明确的要求。《素问·方盛衰论篇第八十》中云：

是以诊有大方，坐起有常，出入有行，以转神明，必清必净，上观下观，司八正邪，别五中部，按脉动静，循尺滑涩，寒温之意，视其大小，合之病能，逆从以得，复知病名，诊可十全，不失人情，故诊之，或视息视意，故不失条理，道甚明察，故能长久。

"坐起有常，出入有行"，是医生得体的形态。"以转神明，必清必净"，是医生聚精会神的志态。"司八正邪，别五中部"，是天人相应，参考之前章节讨论的九宫八风篇，是要求医生结合外在时空考察邪气如何侵袭五脏。中医获取患者疾病信息的主要方法为望、闻、问、切四诊之法。"按脉动静，循尺滑涩，寒温之意"，是四诊之切；"视其大小，合之病能"，观察大小便和患者的病态，"视息视意"，观察患者的呼吸和神情，皆是四诊之望。如此操作，才能确保诊断的全面和条理，又能不失人情。"人情"二字尤为值得揣摩，医学应当是有温度的，医生的形态、志态、专业水准缺一不可，不能将医学简单化为医疗技术。"人情"之事，《黄帝内经》中有不少论述，略摘几句如下，从中可以看到中医在处理医患关系时的传统智慧。

黄帝曰：顺之奈何？岐伯曰：入国问俗，入家问讳，上堂问礼，临病人问所便。（《灵枢·师传第二十九》）

人之情，莫不恶死而乐生，告之以其败，语之以其善，导之以其所便，开之以其所苦，虽有无道之人，恶有不听者乎？（《灵枢·师传第二十九》）

虽然我们习惯以望、闻、问、切的顺序来称呼四诊，但这并不是按照四诊重要性的主次来排序的。四诊缺一不可，同等重要，《黄帝内经》中皆有大量论述。今天有的人特意神化脉诊，甚至中医临床单凭脉诊便予以诊断，不明就里者还以为这是医道的最高境界。《素问·脉要精微论篇第十七》中黄帝问"诊法何如"时，岐伯答之以"诊法常以平旦，阴气未动，阳气未散，饮食未进，经脉未盛，络脉调匀，气血未乱，故乃可诊有过之脉"，的确首先是以脉诊来应对诊法。但是，《黄帝内经》对单靠脉诊诊病提出严厉批评，"诊病不问其始，忧患饮食之失节，起居之过度，或伤于毒，不先言此，卒持寸口，何病能中"（《素问·征四失论篇第七十八》），强调必须通过问诊才能全面了解疾病的具体起因和发展过程。

（3）治疗

疾病治疗的关键在于首先抓住病机，"审察病机，无失气宜"（《素问·至真要大论篇第七十四》）。既然疾病是生命本来的平衡被打破后产生的失序状态，那么治疗疾病的目的便是通过各种方法使生命复归于平衡，"以平为期"（《素问·至真要大论篇第七十四》）。不同的失衡就处以有针对性的复衡方法：

治诸胜复，寒者热之，热者寒之，温者清之，清者温之，散者收之，抑者散之，燥者润之，急者缓之，坚者软之，脆者坚之，衰者补之，强者泻之。各安其气，必清必静，则病气衰去，归其所宗。此治之大体也。（《素问·至真要大论篇第七十四》）

察其所痛，以知其应，有余不足，当补则补，当泻则泻，毋逆天时，是谓至治。（《灵枢·百病始生第六十六》）

《黄帝内经》论述的疾病很多，《内经选读》教材认为计三百余种。实际上并没有这么多，因为中医常将症状作为独立的疾病，但严格来讲症状并非疾病。例如，发热、头痛是许多疾病都可出现的症状，但中医皆将其视为疾病。正因如此，受历史条件所限，中医往往将现代医学所讲的一个疾病的诸多症状分散为不同的疾病，而未曾认识到这些症状实际上统属于一个独立的疾病。以《灵枢·胀论第三十五》对胀病的论述为例：

黄帝曰：愿闻胀形。

岐伯曰：夫心胀者，烦心短气，卧不安。肺胀者，虚满而喘咳。肝胀者，胁下满而痛引小腹。脾胀者，善哕，四肢烦悗，体重不能胜衣，卧不安。肾胀者，腹满引背央央然，腰髀痛。

六腑胀：胃胀者，腹满，胃脘痛，鼻闻焦臭，妨于食，大便难。大肠胀者，肠鸣而痛濯濯，冬日重感于寒，则飧泄不化。小肠胀者，少腹䐜胀，引腰而痛。膀胱胀者，少腹满而气癃。三焦胀者，气满于皮肤中，轻轻然而不坚。胆胀者，胁下痛胀，口中苦，善太息。凡此诸胀者，其道在一，明知逆顺，针数不失。

从现代医学的角度来看，上述五脏胀、六腑胀的表现颇类心力衰竭病人出现的心烦、心悸、气短、喘促、不得平卧、胸满、浮肿、尿少等症状。只不过，古人缺少现代医学对呼吸系统和循环系统解剖生理的细节认知，尚未认识到心力衰竭这样一个独立的疾病，于是只能将心力衰竭的相关症状按照传统中医的脏腑理论框架，分为五脏胀和六腑胀。简言之，将现代医学所讲的一个疾病拆散为中医理论框架下的多个疾病。如果没有现代医学作为参照，我们不会将《黄帝内经》中这些形式上看起来似乎分类整齐的症状再重新组合在一起，将其视为因心力衰竭所出现的多种症状。《黄帝内经》认为"凡此诸胀者，其道在一"，无论是五脏胀，还是六腑胀，都有相同的发病规律。如果这些症状描述本统属于现代医学所讲的心力衰竭的话，那么自然是"其道在一"。肯定中医的疗效和价值，也要看到传统中医认知疾病的局限。今天倡导中西医结合，即使中医业界褒贬不一，但我始终觉得西医应该成为传统中医与时俱进的重要参照。"不识庐山真面目，只缘身在此山中"，与西医相比较，才能更清晰地认识中医的利弊。

1）九针

在疾病的治疗方法中，大家对于针灸、汤剂并不陌生。针刺的内容在《灵枢》中探讨得尤其多。《灵枢·九针十二原第一》提到了九种不同的针，其形状和应用各不相同。

一曰镵针，长一寸六分；二曰圆针，长一寸六分；三曰锓针，长三寸半；四曰锋针，长一寸六分；五曰铍针，长四寸，广二分半；六曰圆利针，长一寸六分；七曰毫针，长三寸六分；八曰长针，长七寸；九曰大针，长四寸。镵针者，头大末锐，去泻阳气；圆针者，针如卵形，揩摩分间，不得伤肌肉，以泻分气；锓针者，锋如黍粟之锐，主按脉勿陷，以致其气；锋针者，刃三隅，以发痼疾；铍针者，末如剑锋，以取大脓；圆利针者，尖如氂，且圆且锐，中身微大，以取暴气；毫针者，尖如蚊虻喙，静以徐往，微以久留之而养，以取痛痹；长针者，锋利身薄，可以取远痹；大针者，尖如梃，其锋微圆，以泻机关之水也。

1968 年河北满城汉墓出土了四枚金针、五枚银针，对照《灵枢》对九针的描述，可判断九枚医针中有毫针二枚，锓针、锋针、圆针各一枚，其余四枚因残损严重尚无法辨识。随着时代的发展和临床治疗的需要，针具也在发生变化，但《灵枢》所述九针依然有应用，例如，毫针是目前临床应用最广的针具，圆针与锓针发展为现在的圆头针，锋针发展为三棱针。

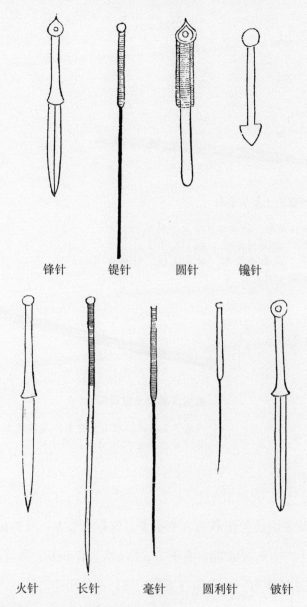

锋针　　　锃针　　　圆针　　　镵针

火针　　长针　　毫针　　圆利针　　铍针

明代杨继洲《针灸大成》所载《九针图》

古代九针在《灵枢》里只有文字论述，没有图形，但可以通过不同时期的传世医籍所绘《九针图》窥其大概。针具的形制随临床的现实需要而变化，图示明代《针灸大成》中的《九针图》与《灵枢》的文字描述已有明显差异。

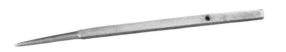

满城汉墓出土金质毫针

通长 6.6 厘米，柄长 4.9 厘米。针细长。上
端为柄，截面为方形，柄上有小孔。下部
是针身，截面为圆形，针尖尖锐。针柄长
度约三倍于针身。

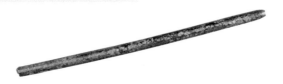

满城汉墓出土银质圆针

残长 5.4 厘米，径 0.2 厘米，上端残失，残
存部分为细长的圆筒形，针尖钝圆。

2）十三方

《黄帝内经》记载的方剂很少，仅有十三方，习惯称之为
"内经十三方"。《素问》有七方，《灵枢》有五方，另《素问》
遗篇刺法论中有一方。十三方有内服药和外用药之分，内服有
汤、膏、丹、酒等多种剂型。十三方的组成较为简单，除了寒
痹熨方和小金丹外，多是单味药或两味药的配合使用。其中不
少本草时至今日依然有广泛的临床使用，如乌贼骨、茜草治疗

月经不调，生铁落治疗狂躁，佩兰治疗口甘（过食肥甘厚味，湿热蕴结于脾胃，上蒸于口，致口有甜味而黏腻不爽）、半夏治疗失眠等，确有疗效。

我们以十三方中论述较为详细的半夏汤为例，看一下《黄帝内经》的用药思维。《灵枢·邪客第七十一》黄帝问伯高失眠的原因，伯高回答说，卫气白昼外行于四肢、分肉（肌肉的间隙）、皮肤之间，夜晚则内行于五脏六腑，正所谓"昼日行于阳，夜行于阴"，卫气阴阳出入正常，则夜卧早起，睡眠正常。如果感受病邪，导致卫气"行于阳，不得入于阴"，"行于阳则阳气盛"，就会导致失眠。至于如何治疗，该篇云：

黄帝曰：善。治之奈何？

伯高曰：补其不足，泻其有余，调其虚实，以通其道，而去其邪。饮以半夏汤一剂，阴阳已通，其卧立至。

黄帝曰：善。此所谓决渎壅塞，经络大通，阴阳和得者也。愿闻其方。

伯高曰：其汤方以流水千里以外者八升，扬之万遍，取其清五升煮之，炊以苇薪火，沸，置秫米一升，治半夏五合，徐炊，令竭为一升半，去其滓，饮汁一小杯，日三，稍益，以知为度。故其病新发者，覆杯则卧，汗出则已矣。久者，三饮而已也。

《黄帝内经》说失眠是由于阴阳出入的正常通道被病邪所阻滞，所以治疗失眠的原则便是疏通阴阳出入的通道，黄帝和伯高问答所言"以通其道""决渎壅塞""阴阳已通""阴阳和得"皆为此义。既然病机如此，那么所开半夏汤得以发挥功效的关键便在于"通"。该方用"流水千里以外者"，取的是活水，再"扬之万遍"，无非是加强活水的荡涤之性。"炊以苇薪"，苇茎中空而通。生半夏涎滑多汁，用秫米（为禾本科狗尾草属植物粱或粟的种子之黏者）来煮，为的是增强滑利之性。从用药，到煎煮，都着眼于"通"，阴阳出入的通道畅达了，阴阳和合，失眠便会痊愈。今天的《中药学》教材将半夏的功效表述为燥湿化痰、降逆止呕、消痞散结，认为《黄帝内经》用半夏治疗失眠的机理是燥湿和胃，治疗的是胃不和则卧不安的失眠。很显然是脱离了具体文本的发挥，实际上并没有把握《黄帝内经》用半夏治疗失眠的原本用意和思维方式。

　　《黄帝内经》的半夏汤虽然简单，但后世医家多有应用，并有所发挥。例如，近代中西医汇通的代表性医家张锡纯（1860—1933，字寿甫，河北盐山人）在其《医学衷中参西录》中曾感叹"《内经》之方多奇验"，"后世因其药简单平常，鲜有用者，则良方竟埋没矣"。而且，张锡纯对该方作用机制的认识也未落入燥湿化痰之窠臼，颇合《黄帝内经》的用药思维，其云：

　　观此方之义，其用半夏，并非为其利痰，诚以半夏生当夏半，乃阴阳交换之时，实为由阳入阴之候，故能通阴阳和表里，使心中之阳渐渐潜藏于阴，而入睡乡也。秫米即芦稷之米俗名高粱，取其汁浆稠润甘缓，以调和半夏之辛烈也。

　　关于半夏之名，古代本草多据《礼记·月令》所言仲夏之月（即农历五月）"半夏生"，而释曰："盖当夏之半也，故名。"（李时珍《本草纲目》）张锡纯也沿袭此说而言"半夏生当夏半"。实际上，半夏在春天便已开始生长，农历五月所生的并不是半夏苗，而是半夏植株中部生出的球茎"珠芽"。若将珠芽埋入土中，即可繁殖成为下一代半夏。因此，正如丁兆平所言，

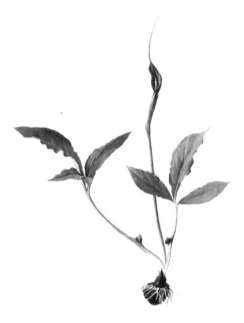

李增礼绘《中国本草彩色图鉴》半夏图

"五月半夏生"是古人对半夏植物"珠芽生殖"现象的描述，新一代的半夏孕育生长于仲夏之月，而此时正是气候阴阳转换的时刻，故古人从物候的象理论中产生出了半夏"交通阴阳"的药性认识（《正解"五月半夏生"——颜师古半夏"五月苗始生"说法考疑》，《中国中医药报》2020 年 5 月 20 日）。另外，珠芽成熟脱落后，半夏的叶子会枯黄，称为"倒苗"。明代医家缪希雍《先醒斋医学广笔记》中云："盖半夏得一阴之气而枯，所谓生于阳成于阴者，故能引阳气入于阴。"这段表述可能便是源自对倒苗现象的观察。

《医学衷中参西录》中还附载张锡纯门生高如璧的一则医案，所治患者为"天津河北玄纬路刘姓，年四十二，四月未尝少睡，服药无效"。高如璧向老师求教治法，张锡纯便"告以半夏秫米汤方"。高如璧因为患者心下发闷，于是将《黄帝内经》的原方稍加变通，先用新鲜的萝卜四两切丝，煎汤两茶杯，再用其汤煎半夏四钱服用。患者晚上八点钟服药，效果非常明显，"当夜即能安睡"。萝卜有消导之效，李时珍《本草纲目》引《唐本草》云其"大下气，消谷和中，去痰癖"，所以该患者"连服数剂，心下之满闷亦愈"。

3）祝由

针灸、汤剂之外，《黄帝内经》尚提到祝由，《素问·移精变气论篇第十三》中云：

黄帝问曰：余闻古之治病，惟其移精变气，可祝由而已。今世治病，毒药治其内，针石治其外，或愈或不愈，何也？

岐伯对曰：往古人居禽兽之间，动作以避寒，阴居以避暑，内无眷慕之累，外无伸宦之形，此恬憺之世，邪不能深入也。故毒药不能治其内，针石不能治其外，故可移精祝由而已。

《黄帝内经》认为病邪轻浅者，不需要用药物、针刺、砭石治疗，祝由便可。《素问·移精变气论篇第十三》认为祝由得以产生疗效的机制在于"移精变气"，王冰注曰："移谓移易，变谓变改，皆使邪不伤正，精神复强而内守也。"通过祝由，可以使人的精神复强，看起来有点心理治疗的味道。那么，祝由所治之病，究竟是由"不能深入"的哪种"邪"所引起的呢？

《灵枢·贼风第五十八》对此有解答。黄帝问：有的人并没有感受外在邪气的侵袭，也没有惊恐等情志变化，却突然发病，究竟是什么原因，难道真的是"唯有因鬼神之事乎"？岐伯答曰：

此亦有故邪留而未发，因而志有所恶，及有所慕，血气内乱，两气相搏。其所从来者微，视之不见，听而不闻，故似鬼神。

患者体内本有旧邪潜伏，暂未发病，但若遇情志不遂时，血气内乱，触动旧邪，便会发病。这种发病悄无声息，不易被察觉，所以类似"鬼神"所为。黄帝进一步问："其祝而已者，其故何也？"岐伯回答：

先巫者，因知百病之胜，先知其病之所从生者，可祝而已也。

可见，祝由而愈的前提是巫知道疾病的病因和治病之法。这也表明，巫是早期医疗技术的掌握者，在常人将不易察觉的未识病因归结为"鬼神"时，巫会知其所来，明其治疗之法。另外，既然《灵枢·贼风第五十八》认为"鬼神"所致疾病实际上是故邪留于体内，在情志不节时发病，那么巫的治疗就不仅仅是使"精神复强而内守"的心理治疗，还应包括对留而未发之故邪的治疗。常人看到的是表面的驱除"鬼神"，看不到的则是背后的医疗。因此，不能完全以心理疗法来看待祝由和界定巫的身份。

综合以上对疾病病因、病机、诊断和治疗的论述，从通识角度而言，阅读和理解《黄帝内经》疾病观的一个重要方法便是将《黄帝内经》的医学理论回置到生活中去，从切身体验中了解中医对于疾病的认知，从人与自然的和谐相处、饮食起居的有常有度中理解《黄帝内经》的智慧，进而指导我们当下的生活。中医理论从中国老百姓的生活、医疗实践经验而来，理应成为我们今天生活的重要指导。

4. 养生：提挈天地，把握阴阳

感受过疾病的痛苦，方知无病的可贵和养生的重要，所以，中医将养生的位置放得很高。今所见《素问》为唐代王冰整理本，王冰，号启玄子，王冰的名和号皆有浓郁的道教色彩。十道九医，道教除了羽化成仙的浪漫主义外，还有极为现实主义的长生追求，王冰整理《素问》时将上古天真论等篇列于卷首，其目的便是突出养生。

虽然大部分人对养生不会觉得陌生，但养生绝不是简单的"保温杯里泡枸杞"。"养生"一词最早见于《庄子·养生主》，古人还将其称为卫生、摄生等。《庄子·养生主》并没有讲太多抽象的道理，而是通过庖丁解牛的故事阐明了养生之道。庖丁目无全牛，能看到牛的筋骨肌肉的缝隙，刀出入于这些缝隙之中，游刃有余，所以十九年解千牛而刀刀锋利如初，好像新磨好的刀一样。因此，养生的关键在于依从生命的本性，顺势而为。有没有依从生命本来的态势，有没有破坏生命与自然的和谐，应该是我们谈论养生时首先关注的前提和大原则，而不是一边肆意妄为，一边靠吃喝来养生。

（1）养生的境界

养生要追求怎样的境？《素问·上古天真论篇第一》将其分为真人、至人、圣人和贤人四个由高到低的境界：

余闻上古有真人者，提挈天地，把握阴阳，呼吸精气，独立守神，肌肉若一。故能寿敝天地，无有终时。此其道生。

中古之时，有至人者，淳德全道，和于阴阳，调于四时，去世离俗。积精全神，游行天地之间，视听八达之外，此盖益其寿命而强者也。亦归于真人。

其次有圣人者，处天地之和，从八风之理，适嗜欲于世俗之间，无恚嗔之心。行不欲离于世，举不欲观于俗，外不劳形于事，内无思想之患，以恬愉为务，以自得为功，形体不敝，精神不散，亦可以百数。

其次有贤人者，法则天地，象似日月，辨列星辰，逆从阴阳，分别四时，将从上古。合同于道，亦可使益寿而有极时。

对镜自照，我们连"贤人"都达不到。恐怕大部分人都活成了《黄帝内经》所唏嘘的"今时之人"：

今时之人不然也，以酒为浆，以妄为常，醉以入房，以欲竭其精，以耗散其真。不知持满，不时御神，务快其心，逆于生乐，起居无节，故半百而衰也。（《素问·上古天真论篇第一》）

作为世俗之人，真人、至人的境界虽然高不可攀，但圣人"可以百数"和贤人"可使益寿而有极时"的长寿目标还是可以追求的。

（2）养生的原则和方法

那么，如何尽终天年，做个百岁老人呢？《素问·上古天真论篇第一》云：

上古之人，其知道者，法于阴阳，和于术数，食饮有节，起居有常，不妄作劳，故能形与神俱，而尽终其天年，度百岁乃去。

清代医家喻昌（约1585—1664，字嘉言，号西昌老人，今江西南昌人）说："法天地之生以养生者，为知道也。"（《尚论后篇》）"法于阴阳，和于术数"，是养生要遵循的天人相应的大原则。"阴阳四时者，万物之终始也，死生之本也。逆之则灾害生，从之则苛疾不起，是谓得道"（《素问·四气调神大论篇第二》）。天人相应是理解《黄帝内经》宇宙观、生命观和疾病观的一条主线和最重要的基本前提。

"食饮有节，起居有常，不妄作劳"，谈具体养生原则和方法。既然疾病的产生与感受外邪、饮食起居、情志不节最直接相关，那么养生便要从这些与日常生活关系最密切的小事做起，《灵枢·本神第八》云："故智者之养生也，必顺四时而适寒暑，和喜怒而安居处，节阴阳而调刚柔，如是则僻邪不至，长生久视。"

1）饮食有节

食饮有节，不能过饱过饥，也不能偏嗜。当今社会物质丰裕，养生容易犯过饱和偏嗜之戒。"饮食自倍，肠胃乃伤"（《素问·痹论篇第四十三》）。至于饮食偏嗜，《素问·生气通天论篇第三》中云：

> 是故味过于酸，肝气以津，脾气乃绝。味过于咸，大骨气劳，短肌，心气抑。味过于甘，心气喘满，色黑，肾气不衡。味过于苦，脾气不濡，胃气乃厚。味过于辛，筋脉沮弛，精神乃央。是故谨和五味，骨正筋柔，气血以流，腠理以密，如是则骨气以精。谨道如法，长有天命。

偏嗜某味，按照五行理论会直接损及该味所对应的五脏。酸应肝，过食酸味，可导致肝气过盛。咸与肾相应，肾主骨，过食咸味会伤肾与骨。除直接损害所应之脏外，还会损及与该脏有五行生克关系的五脏。甘味五行属土应脾，心属火，火生土，肾主水，土克水，过食甘味，会损及心与肾。过食苦味，苦属火，火生土，可损及脾胃。过食辛味，辛属金，金克木，木与肝、筋相应，所以筋脉弛纵。

《素问·脏气法时论篇第二十二》中讲："毒药攻邪，五谷为养，五果为助，五畜为益，五菜为充，气味合而服之，以补精益气。"相比于性质平和、具有食疗调补作用的五谷、五果、五畜和五菜，用于攻邪的药物药性有偏，方能纠正疾病的偏颇失衡状态，而且作用要相对峻烈，故名之为"毒药"。以毒称药，是古人的常见表述，不能将其理解为有毒之药。《黄帝内经》依据五味酸、苦、甘、辛、咸，对五谷、五果、五畜、五菜进行了分类，并依据五脏各自的功能特点制定了五味调养的养生方法：

> 肝色青，宜食甘，粳米、牛肉、枣、葵皆甘。心色赤，宜食酸，小豆、犬肉、李、韭皆酸。肺色白，宜食苦，麦、羊肉、杏、薤皆苦。脾色黄，宜食咸，大豆、豕肉、栗、藿皆咸。肾色黑，宜食辛，黄黍、鸡肉、桃、葱皆辛。(《素问·脏气法时论篇第二十二》)

这个食疗方案的拟写并不是简单地依据五味与五脏的五行对应关系，而是基于五脏易于出现的疾病倾向以及相应的五味治疗作用，即"肝苦急，急食甘以缓之""心苦缓，急食酸以收之""脾苦湿，急食苦以燥之""肺苦气上逆，急食苦以泄之"和"肾苦燥，急食辛以润之"（《素问·脏气法时论篇第二十二》）。

2）起居有常

日常生活起居，要因时因地制宜。春生、夏长、秋收、冬藏，《黄帝内经》认为四时阴阳是万物的根本，养生遵循这个根本便是"得道"。《素问·四气调神大论篇第二》中云：

夫四时阴阳者，万物之根本也，所以圣人春夏养阳，秋冬养阴，以从其根，故与万物沉浮于生长之门。逆其根，则伐其本，坏其真矣。故阴阳四时者，万物之终始也，死生之本也。逆之则灾害生，从之则苛疾不起，是谓得道。

以阴阳来划分四时，春夏为阳，秋冬为阴，所以要"春夏养阳，秋冬养阴"。很多人都会有疑问，春夏已经为阳了，再养阳会不会火上浇油？同样的道理，秋冬为阴，再养阴会不会雪上加霜？有的人解释，这两句为互文，类似于"千里冰封，万里雪飘"，意思是春夏秋冬皆要养阳、养阴。有的则基于阴阳互为根本、互相为用，认为春夏养阳是阳中求阴，秋冬养阴是阴中求阳，如张介宾所言："善补阳者，必于阴中求阳，则阳得阴助而生化无穷；善补阴者，必于阳中求阴，则阴得阳升而泉源不竭。"（《景岳全书》）我个人认为，"智者之养生也，必顺四时而适寒暑"（《灵枢·本神第八》)，从顺应四时阴阳变化的角度来看，春夏为阳，养生要顺从自然界阳气生发的趋势，不要戕害人体的阳气，这便是养阳。同样，秋冬要顺从自然界阴气内敛的趋势，不要损耗人体的阴气。生活中老百姓所言"春捂秋冻"，夏天不要贪图冷饮，冬天不能过于温补，背后的医理就在于此。

一年可分四时，一日也可分为"四时"，朝为春、日中为夏、日入为秋、夜半为冬（《灵枢·顺气一日分为四时第四十四》)。《素问·四气调神大论篇第二》还将一年四时与一日四时相结合，提出春夏秋冬四时每日的作息原则。春三月，"天地俱生，万物以荣"，天地万物萌生，欣欣向荣，称为"发陈"。作息应该"夜卧早起，广步于庭，被发缓形，以使志生"，入夜即睡，早点起床，庭中散步，披散头发，舒缓形体，都是为了顺从春天的自然之性。夏三月，"天地气交，万物华实"，是万物繁茂生长的季节，称为"蕃秀"。作息要顺应自然阳气鼎盛之势，可以相对晚一点睡觉，"夜卧早起，无厌于日"（《黄帝内经太素》作"晚卧早起"，据《素问》该篇上下文义，当以"晚卧"为胜）。秋三月，"天气以急，地气以明"，天高风急，地气清肃，称为"容平"。此时就应该黄昏即卧，鸡鸣即起，"早卧早起，与鸡俱兴"。冬三月，"水冰地坼"，水成冰，地皲裂，万物萧瑟，称为"闭藏"。作息要"无扰乎阳"，"早卧晚起，必待日光"，为的就是保护好人体的阳气。在加班、内卷成为多数中青年常态的今天，原本最自然不过的"日出而作，日入而息"，竟也会成为遥不可及的奢侈田园生活。在不良的生活作息中消耗透支身体，病后再求医问药，让人生悲。

因地养生，《黄帝内经》中讲东方生风、南方生热、中央生湿、西方生燥、北方生寒，地域有别，气候有异，居住在不同的地域需要注意避忌相应的外邪。以南北方为例，如《素问·异法方宜论篇第十二》中所言，北方风寒较甚，容易得脏寒腹满之病，南方阳盛有热，雾露聚而有湿，湿热盛，容易得湿热痹证。所以无论是居住环境，还是饮食习惯，南北方都有很大差别。靠山吃山，靠水吃水，趋利避害，适者生存，这是中国老百姓日常生活中积累的智慧。当我们从故乡奔赴异乡有所对比时，会有更加深刻的切身感受。

3）不妄作劳

"生病起于过用"（《素问·经脉别论篇第二十一》），过用则为劳。《黄帝内经》论述了多种形式的过劳，例如，《素问·宣明五气篇第二十三》所言五劳所伤："久视伤血、久卧伤气、久坐伤肉、久立伤骨、久行伤筋。""阳气者，烦劳则张"（《素问·生气通天论篇第三》）、"劳则气耗"（《素问·举痛论篇第三十九》）、"有所劳倦，形气衰少"（《素问·调经论篇第六十二》），皆是对过劳伤气的论述。"神劳则魂魄散，志意乱"（《灵枢·大惑论第八十》），则是劳伤神。

除上述诸劳外，《黄帝内经》还有对房劳的论述。食、色，性也。古人并不忌讳谈论性，而且将张弛有度、和谐健康的房中生活，作为养生的关键要素之一。《汉书·艺文志·方技略》除了著录医经、经方类文献外，还有房中、神仙类文献。房中谈论的是男女性爱，目的是养生。史志所著录的房中类文献，传世不多，隋唐时期中日交流频繁，许多已亡佚于中国的古代房中文献被收入日本医家的著作中，如日本永观二年（宋雍熙元年，984）丹波康赖所撰《医心方》卷二十八便是

"房内"。房中类文献中有不少诸如"还精补脑"的糟粕,古人对此早有批判。今天探讨房中与养生的关联,自然不是要为其正名。

《抱朴子》中讲:"房中之法十余家,或以补救伤损,或以攻治众病,或以采阴益阳,或以增年延寿,其大要在于还精补脑之一事耳。"与专门的房中类文献不同,《黄帝内经》并未探讨采阴益阳、还精补脑这些不可靠的内容,而是更为纯粹地关注房中与养生和发病的关系。《黄帝内经》中既有相对隐晦的关于房中"七损八益"与养生调摄阴阳以防早衰的表述(详见《素问·阴阳应象大论篇第五》),也有许多对醉以入房、房劳过度所致病症的直接描述:

若醉入房,中气竭,肝伤,故月事衰少不来也。(《素问·腹中论篇第四十》)

思想无穷,所愿不得,意淫于外,入房太甚,宗筋弛纵,发为筋痿,及为白淫。(《素问·痿论篇第四十四》)

有所击仆,若醉入房,汗出当风,则伤脾。有所用力举重,

若入房过度，汗出浴水，则伤肾。(《灵枢·邪气脏腑病形第四》)

醉酒入房、入房过度可损伤肝、脾、肾，既是疾病发作的诱因，也可以直接导致疾病的发生。饮食、男女，人之大欲存焉。欲望是本性，从本性到纵欲，中间并没有天堑，而是一步之遥。节欲虽是老生常谈，却是容易被年轻人忽视甚至轻蔑的养生关键。

4）养神

"形与神俱，而尽终其天年"是养生最终要达到的目标。《灵枢·天年第五十四》中言："血气已和，荣卫已通，五脏已成，神气舍心，魂魄毕具，乃成为人。"生命是形体与精神的和谐状态。"失神者死，得神者生也"，徒有其形而少神无神，是行尸走肉。神离形而去，生命也随之走向终点，"五脏皆虚，神气皆去，形骸独居而终矣"(《灵枢·天年第五十四》)。"物之不齐，物之情也"(《孟子·滕文公上》)，人与人体质禀赋有差异，自然寿命有长短，"尽终其天年"，达到自己生命本应达到的自然寿命就好。

如何养神？《素问·上古天真论篇第一》中云："恬惔

虚无，真气从之，精神内守，病安从来？"王冰注释曰："恬
恢虚无，静也。法道清净，精气内持，故其气从，邪不能为
害。"养神贵在静，"静则神藏，躁则消亡"（《素问·痹论篇第
四十三》）。再者，心为君主之官，主神明，所以《黄帝内经》
尤其强调养心，"主明则下安，以此养生则寿"（《素问·灵兰秘
典论篇第八》），"志闲而少欲，心安而不惧"（《素问·上古天真论
篇第一》）。

《素问·四气调神大论篇第二》在讲了一番养生的道理
后，总结曰："道者，圣人行之，愚者佩之。"有的人认为
"佩"通"背"，作违背讲。杨上善《黄帝内经太素》注释曰：
"圣人得道之言，行之于身，宝之于心府也。愚者得道之章，
佩之于衣裳，宝之于名利也。"王冰注曰："愚者，性守于迷，
故佩服而已。"从文字训诂的角度而言，杨、王之注释虽然未
必合理，但倒是挺契合不少现代人的毛病。养生的道理说起来
容易，是像圣人一样知行合一呢，还是仅仅心里赞叹、嘴上说
说、装个样子？这恐怕是我们以后谈论养生时，首先要扪心自
问的。

《黄帝内经》的流传、整理与影响

1.《素问》与《灵枢》的版本与流传

今本《黄帝内经》由《素问》和《灵枢》组成，但二者在历史上各有其独立的传本系统，并非合在一起作为一部完整的著作《黄帝内经》而流传。所以，谈论《黄帝内经》的流传，需要分述《素问》和《灵枢》的版本和流传。今人在校注整理《黄帝内经》时，也大多是将《素问》和《灵枢》分别整理出版。

东汉魏晋时期《素问》与《灵枢》的传本今已不得见，但张仲景《伤寒杂病论》、王叔和《脉经》、皇甫谧《针灸甲乙经》等此时期医家著述中皆提及或直接大量引用了两书的内容。只不过，《素问》之称较为稳定，而《灵枢》在当时多被称为《九卷》《针经》等，存在多个传本。宋代校正医书局整

理《脉经》时言"一本《黄帝内经》，间有疏略未尽处，而又
辅以扁鹊、仲景、元化之法"，所以在做具体校注工作时"考
以《素问》《九墟》《灵枢》《太素》《难经》《甲乙》、仲景之
书"（林亿等校定《脉经》序）。皇甫谧云："乃撰集三部，使
事类相从，删其浮辞，除其重复，论其精要，至为十二卷。"
（《针灸甲乙经》自序）"三部"即《素问》《九卷》《明堂孔穴
针灸治要》。所以，宋臣整理该书时才会"取《素问》《九墟》
《灵枢》《太素经》《千金方》及《翼》《外台秘要》诸家善书校
对"（新校正《黄帝针灸甲乙经》序）。林亿等宋臣所云，诚非虚
言，所用校对之法也的确是从文献流传的角度出发的。

（1）《素问》

南北朝时期，全元起对《素问》进行了校注整理，他是目
前我们所知最早的《素问》全书整理者，唐代王冰、宋代林亿等
在整理《素问》时都提到过全元起的整理本。但宋代以后，全元
起整理本已亡佚不见。幸运的是，宋代校正医书局在校注整理王
冰本《素问》时，曾在每篇之首标明了该篇在南北朝全元起本的
卷次位置，成为我们了解《素问》早期样貌的依据。由此，可大
致整理出《素问》全元起本的卷次内容（详见附录3）。

全元起本共九卷，因卷七已缺失，实则为八卷，共 70 篇。今所见《素问》是经过唐代王冰重新编次校注、宋代校正医书局林亿等宋臣重广补注的整理本。王冰整理时做了大量调整，如调整篇目，将全元起本第九卷的"上古天真论"移至卷一篇首，并补入"七篇大论"，将《素问》九卷改为二十四卷，共 81 篇。宋臣整理时，卷次篇目仍按王冰本，参考当时的《素问》传本以及《难经》《脉经》《针灸甲乙经》《黄帝内经太素》等诸多汉唐医学文献，在王冰本的基础上进行了更为深入细致的校注。

宋臣《重广补注黄帝内经素问》的序文中对这段历史有如下表述：

时则有全元起者，始为之训解，阙第七一通。迄唐宝应中，太仆王冰笃好之，得先师所藏之卷，大为次注，犹是三皇遗文，烂然可观。……顷在嘉祐中，仁宗念圣祖之遗事，将坠于地，乃诏通知其学者，俾之是正。臣等承乏典校，伏念旬岁，遂乃搜访中外，裒集众本，浸寻其义，正其讹舛，十得其三四，余不能具。窃谓未足以称明诏，副圣意，而又采汉唐书

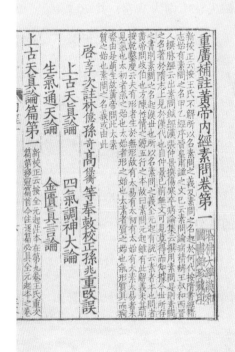

《重广补注黄帝内经素问》明嘉靖二十九年顾从德影宋刊本书影

录古医经之存于世者，得数十家，叙而考正焉。贯穿错综，磅礴会通，或端本以寻支，或溯流而讨源，定其可知，次以旧目，正缪误者六千余字，增注义者二千余条，一言去取，必有稽考，舛文疑义，于是详明。

林亿等校注《素问》之后，《素问》的流传既有王冰、林亿的二十四卷本，也有在王、林二十四卷本基础上衍生出的其他版本，例如，将二十四卷每两卷合并为一卷的十二卷本，还有将二十四卷扩充为五十卷本者。它们的内容未有变化，只是卷数改变而已。其中影响较大的通行版本是明嘉靖二十九年（1550）顾从德影宋刻本，二十四卷，版式保留宋版旧貌，刻工精美。

（2）《灵枢》

相比于《素问》，《灵枢》的流传更为复杂曲折。除《九卷》《针经》外，隋唐及宋代尚有《九灵》《九墟》等多种异名的传本。林亿等宋臣校注《素问》《针灸甲乙经》时曾引用过《九墟》的许多内容，可见于《灵枢》之中。日本丹波元简据此认为"《九墟》者，乃此经之别本"，"要之，曰《灵枢》，曰《九灵》，曰《九墟》，出黄冠所称。而《九卷》《针经》，乃为旧题也"（《灵枢识》）。黄冠，是道士所戴黄色冠帽，用指道人。《灵枢》《九灵》《九墟》之名为道人所起，是《九卷》《针经》的后期传本。这些不同时期的传本各有其所衍生的版本流传系统，但除《灵枢》流传至今外，《九卷》《针经》《九灵》《九墟》在唐宋以后均已失传。

今所见《灵枢》，乃南宋绍兴乙亥年（1155）由史崧在家藏旧本的基础上整理而成。史崧《灵枢经》自序中曰：

昔黄帝作《内经》十八卷，《灵枢》九卷，《素问》九卷，乃其数焉，世所奉行唯《素问》耳。……但恨《灵枢》不传久矣，世莫能究。……仆本庸昧，自髫迄壮，潜心斯道，颇涉其

《灵枢经》明嘉靖刊本书影

理，辄不自揣，参对诸书，再行校正家藏旧本《灵枢》九卷，共八十一篇，增修音释，附于卷末，勒为二十四卷。

史崧的整理主要是将家藏的九卷本《灵枢》改为二十四卷，并在每卷末附有非常简单的"音释"，对该卷中的少量疑难字词作音义释读。但是，史崧并未像王冰、林亿整理《素问》那样对《灵枢》的正文进行注释。其"音释"虽然极为简单，但是个别音释提及《素问》关于该字词的记载如何。例如，第二十三卷末的音释提到九针论中的"五裁"，注曰："《素问》作五禁。"这表明，史崧在整理《灵枢》时做过与《素问》的比较工作。

那么，史崧所说的家藏旧本《灵枢》究竟是从何而来？

宋嘉祐五年（1060）《嘉祐补注神农本草》奏敕载：

嘉祐二年八月三日诏：……所有《神农本草》《灵枢》《太素》《甲乙经》《素问》之类，及《广济》《千金》《外台秘要》等方，仍差太常少卿直集贤院掌禹锡、职方员外郎秘阁校理林亿、殿中丞秘阁校理张洞、殿中丞馆阁校勘苏颂同共校正。

可知嘉祐二年（1057）校正医书局成立后曾将《灵枢》一并列入整理计划，但后无下文。林亿等宋臣从校正医书局成立后便着手《素问》的校注整理，"伏念旬岁"，大约用了十年时间，于 1067 年整理完毕，"是神宗时方告成锓梓"（清代彭元瑞等《钦定天禄琳琅书目后编》）。在《素问·调经论篇第六十二》中，宋臣评价王冰的注释曰："按今《素问》注中引《针经》者，多《灵枢》之文，但以《灵枢》今不全，故未得尽知也。""《灵枢》今不全"，说明当时校正医书局诸臣并未见到完整的《灵枢》传本，这恐怕是《灵枢》原列入计划，但最终并未整理刊行的重要原因。同时，这句话又暗示《灵枢》当时已经严重残缺，如果仅是亡失数篇，整体所缺不甚严重，宋臣完全可以对其进行校注整理。基于上述分析，从 1057 年到 1155 年，将近百年之后，如果说史崧忽然献出的家藏旧本《灵枢》与校正医书局宋臣所见残缺不全的《灵枢》是同一传本的话，就说明史家祖先手中一直藏有一本连官方都未曾见到的全本，这样的可能性太低了。

据《宋史·宋哲宗本纪》所载，元祐八年（1093）正月，曾"诏颁高丽所献《黄帝针经》于天下"。另外，江少虞《宋朝事实类苑》中也记载："哲宗时，臣寮言：窃见高丽献到书内有《黄帝针经》九卷。……此书几经兵火，亡失几尽，偶存于东夷。今此来献，篇帙具存，不可不宣布海内，使学者诵习。"表明宋代《针经》残缺严重，近乎亡失，高丽献呈《针经》后方才又流传于中国。而后，南宋陈骙等所编的《中兴馆阁书目》（1178）曾著录《黄帝灵枢经》九卷，并且提到"《针经》以'九针十二原'为首，《灵枢》以'精气'为首，又间有详略"（《中兴馆阁书目》已亡，本条据王应麟《玉海》卷六十三引）。今所见史崧本《灵枢》中并无精气篇，而且第一篇为九针十二原。这既说明历史上曾经流传与史崧家藏本差异较大的

《灵枢》传本，只不过已经亡佚，不为今人所见，也表明史崧家藏旧本《灵枢》与《针经》有类似之处。史崧家藏旧本是否就是从高丽所献《针经》而来呢？遗憾的是，高丽献呈的《针经》后来也亡佚了，我们无法将两者作全面的对比，仅能基于零散的有限史料作大胆推测。

现流传的《灵枢》版本均源自史崧整理本，常见的是史崧原二十四卷刊本，以及重新调整卷数后衍生出的十二卷本。特别是十二卷本，是元代以后刊刻最多的一类，通行本有明代赵府居敬堂刊本等。

2.《黄帝内经》的历代注释

（1）古代医家的注释

如上文所述，《素问》与《灵枢》各有其流传，宋代以前医家大多仅整理其中之一，例如南北朝全元起、唐代王冰、北宋林亿等对《素问》的校注整理，南宋史崧对《灵枢》的整理。当然，也有晋皇甫谧《针灸甲乙经》、隋杨上善《黄帝内经太素》这样将《素问》和《灵枢》(《九卷》《针经》) 内容进行分类编排并加以注释的医家著述。而且,受文献散佚、流布不广等客观因素所限,宋以前对《素问》和《灵枢》的整理是很有限的,《灵枢》尤为明显。但是,宋代以后随着书籍刊刻之风的日渐兴起,经过整理的《素问》和《灵枢》得以广传于世。

宋代以降,特别是明清时期,中医的发展呈现出明显的儒学化倾向,经典医书注疏蔚然成风。很多医家以《素问》王冰、林亿注本和《灵枢》史崧整理本为底本,或原文注释,或凝练主题分类整理研究,发挥医理,各抒己见。原文注释的,如明代马莳《黄帝内经素问注证发微》《黄帝内经灵枢注证发微》、明代吴崑《黄帝内经素问吴注》、清代张志聪《黄帝内经素问集注》《黄帝内经灵枢集注》;分类整理的,如元代滑寿《读素问钞》、明代张介宾《类经》、明代李中梓《内经知要》。这些都是明清时期影响很大的注本,成为后世医家学习《黄帝内经》的重要门径。现选择明清时期比较有代表性且今天有校注整理出版的《黄帝内经》医家注释类著作,简要列表如下,供大家阅读《黄帝内经》时作为辅助参考。

明清时期《黄帝内经》的代表性医家注释著作

书　　名	卷　数	作　者	成书时间
读素问钞	三卷	元滑寿原编 明汪机续编	1519
黄帝内经素问注证发微	九卷	马莳	1586
黄帝内经灵枢注证发微	九卷	马莳	1586
黄帝内经素问吴注	二十四卷	吴崑	1594
类经	三十二卷	张介宾	1624
类经图翼	十一卷	张介宾	1624
类经附翼	四卷	张介宾	1624
内经知要	二卷	李中梓	1642
黄帝内经素问集注	九卷	张志聪	1670
黄帝内经灵枢集注	九卷	张志聪	1672
素问经注节解	九卷	姚止庵	1677
素问灵枢类纂约注	三卷	汪昂	1689
素问直解	九卷	高世栻	1695
医经原旨	六卷	薛雪	1754
素问悬解	十三卷	黄元御	1755
灵枢悬解	九卷	黄元御	1756
医经读	四卷	沈又彭	1764
素问释义	十卷	张琦	1829
黄帝内经素问详注直讲全集	九卷	高亿	1872

（2）清代经学家的注释

除了医家注释，清代朴学思想盛行之时，不少经学家也对《黄帝内经》进行了校勘、注释。梁启超在其《中国近三百年学术史》中曾言："清儒之校勘学，应用范围极普遍。"他在陈述"清代学者整理旧学之总成绩"时，专门提及《黄帝内经》。今所见较有代表性的有胡澍《黄帝内经素问校义》、沈祖绵《读素问臆断》等，另外张文虎《舒艺室续笔》、江有诰《先秦韵读》、俞樾《读书余录》、孙诒让《札迻》、于鬯《香草续校书》等古籍校诂著述中也有多则涉及《黄帝内经》者。

不为良相，便为良医。许多由儒转而业医者，往往很重视对于经典的考据。以陆懋修为例，《清史稿》载其"字九芝，江苏元和人。先世以儒显，皆通医。懋修为诸生，世其学。咸丰中，粤匪扰江南，转徙上海，遂以医名"。在其所著《内经难字音义》一书的"略例"中，他说："杜诗：读书难字过，即渊明不求甚解之意。其借书卷适情遣兴者，固无不可。若医家言，则一字一病，一字一治法。学者每苦《内经》有难字，置而弗读，则所失多矣。"例如，《素问·生气通天论篇第三》中云："高梁之变，足生大丁。"陆懋修认为此处"高梁"

与"膏粱"相通，与《灵枢·根结第五》之"膏粱"义同；足生大丁，"谓高粱厚味足以致疔毒之大"。唐代王冰注此句曰："所以丁生于足者，四肢为诸阳之本也。"释"足"为手足之足。临床所见，过食膏粱厚味的确可以导致疔疮的形成，但其发病部位并不限于足部，王冰所注并不恰当。

清代陆以湉（1802—1865，今浙江桐乡人）《冷庐医话》曾记载一则不明词义引致的笑话：

> 近世医者，能读《内经》鲜矣，更有妄引《经》语致成笑端者。如治不得寐，引半夏秫米汤覆杯则卧，云是厌胜之法，令病者服药后覆盏几上，谓可安卧。

"覆杯则卧"，指病人服完药后马上就可安睡，形容疗效之快，却被误读为喝药后需要将盛药的杯子倒置放于桌几上，才会有效，并由此认为《内经》所载乃是厌胜之术。可谓荒唐！

因此，医书文字的考据并不是字面游戏，会直接影响对于医理的理解。清儒对于《黄帝内经》的校诂，与医家的注释相比，侧重点和目的虽有不同，但同样值得重视。时至今日，高等中医院校普遍开设"医古文"课程，以钱超尘、陈竹友、王筑民等诸位先生为代表的学者还逐步建立起了中医古籍训诂学，其意义正在于此。

（3）近代医家的注释

上述医家或经学家对《素问》《灵枢》的注释和校勘，将中国古代注疏考据之学与医理阐发相结合，依然属于传统医学和文化体系内部的知识生产。近代以来，西学东渐日盛，西方的学科和知识体系对传统中国的近现代转型产生了重要影响。西医学作为一种完全不同的"异质"医学，成为传统中医近现代嬗变的重要外来刺激。西医学的传入，促使中医开始思考自身理论的利弊所在，并将西医作为重要的参照，重新注解和诠释《黄帝内经》等中医经典，阐明传统理论的内涵和特色，从而证明自身存在的合理性。在这样的时代背景下，近代医家对《黄帝内经》核心理论的解读与古代医家相比反而呈现出很大的差异，这对我们今天理解中、西医学理论体系的差异具有重要的启迪。

近代医家恽铁樵（1878—1935，名树珏，今江苏武进孟河人）

认为"《内经》无所谓神秘"，"王冰、张隐庵（张志聪）注疏可商处甚多，其所以然，总以《内经》有神秘，故不能涣然冰释"（《群经见智录》自序，1922）。他倡导"今日读《内经》，当以怀疑的眼光读之。不当盲无别择，一味信仰，遇不可解之处，曲为之说"，的确是实事求是的态度。面对余云岫（1879—1954，名岩，字云岫，今浙江镇海人）

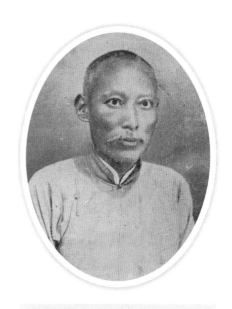

恽铁樵像

恽铁樵是近代医学史上汇通中西医的杰出人物。

《灵素商兑》（1916）等对中医的批判，他从天人合一的视角出发，指出"人资四时以生，乃确实之真理，放诸四海而准者也。惟其如此，则人与四时自然息息相通"，"《内经》盖认定人为四时之产物，而又赖四时以生活者"，所以《黄帝内经》才会"以人之五脏配合四时之五气"。由此他认为《黄帝内经》所讲的五脏"非血肉的五脏，乃四时的五脏。不明此理，则触处荆棘，《内经》无一语可通矣"。以肾为例，他在《群经见智录》中讲：

于是可知《内经》之所谓肾，非即实地考验之肾。其物是，其名是，其用则非。《内经》谓十一、十二月冰复，人气在肾；又云，肾者主蛰，其华在发，其充在骨，为阴中之少阴，通于冬气其他不备举。凡此皆非解剖所能明了，亦非由解剖而得，乃由四时推考而得者也。

进而，他总结道：

不知五行生克之理即本四时之生长化收藏而来，则求五行之说不可得；不知五脏气化亦由四时之生长化收藏而来，则求五脏之说不可得。五行五脏不明了，则《内经》全书皆不明了。

他批评张志聪等古代医家对《黄帝内经》的注释"只知其然，不知其所以然。凡不知所以然，勉强说法，必多误解"，但古人身处传统社会一般不会主动去思考阴阳五行等传统文化思想的"所以然"。而恽铁樵等近代中医面对西医理论的冲击，不得已必须要去思考传统文化与中医理论的"所以然"，以便讲清楚中、西医学理论的巨大差异，证明中医理论并不荒谬。只有这样，面对西医的批判，中医方能不至于哑口无言，或者是只能以中医历史悠久这一类空泛之话作无力的辩驳。正如恽铁樵所讲："而为中医者与之哗辩，谓'吾国医学流传已四千年'云云，是欲以中国医学与西国医学争齿德也。"（《群经见智录》）今天又何尝不是呢？

1933 年，杨则民（1893—1948，字潜庵，今浙江诸暨人。早年参加革命活动，后从事中医教育与研究。1985 年被追认为革命烈士）在其《内经之哲学的检讨》长文中曾评价恽铁樵的《群经见智录》："余岩《灵素商兑》出世十余年矣。吾医起而与驳诘者，除恽铁樵氏曾著《群经见智录》《伤寒论研究》等书，以自建所信且以辩难外，绝无旗鼓相当之论文出世。"诚非虚言。杨则民的这篇文章也是近代研究《黄帝内经》的代表性著述之一。他认为，"根据自然科学以比较《内经》"和"求科学化之中医"，"非研究《内经》正当方法"，"皆不足以呈露《内经》之本质者也"。

他倡导从《黄帝内经》自身的思想特点出发，结合中国古代哲学认知中医理论的本质。

《内经》者，先民杂合古代哲学应用而演绎之，以论述当时医药之书也。其思想之出发点为古代思辨之哲学，其叙述之方法为演绎法，其思想之素质为杂合古代之儒、道、阴阳诸家之说，与当时医学智识而一炉冶之，其书之不纯，为非一手之故。然《内经》固有其特殊之哲学在焉。吾人欲讨论《内经》之真价，宜以哲学的眼光衡量之，不当以自然科学之见解批评之。

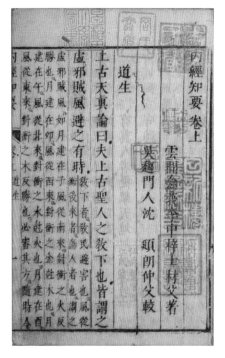

李中梓《内经知要》明刊本书影

了解中国传统文化的基本思想，进而从哲学的视角审视《黄帝内经》的理论建构，依然是我们今天研读《黄帝内经》的重要方法。

对普通读者而言，如果想阅读古代医家的注释，不妨读一下李中梓的《内经知要》。这是一本分类整理注释《黄帝内经》的小书，后世习医常以之为学习《黄帝内经》的入门读本。现代的校注整理本，可以选择 1982 年人民卫生出版社出版的《黄帝内经素问校释》和《灵枢经校释》，2009 年再版。此书既有校注，也有语译，阅读起来会相对容易一些。

3.《黄帝内经》的价值与影响

（1）保存早期医学文献

《黄帝内经》保存了许多已经亡佚的早期医学文献，它是我们今天了解和研究秦汉中医学术发展史最为重要的传世文献。略举几例：

《上经》者，言气之通天也。《下经》者，言病之变化也。《金匮》者，决死生也。《揆度》者，切度之也。《奇恒》者，言奇病也。（《素问·病能论篇第四十六》）

《上经》曰：夫道者，上知天文，下知地理，中知人事，可以长久。（《素问·气交变大论篇第六十九》）

《下经》曰：胃不和则卧不安。（《素问·逆调论篇第三十四》）

故《下经》曰：筋痿者，生于肝，使内也。……故《下经》曰：肉痿者，得之湿地也。……故《下经》曰：骨痿者，生于大热也。（《素问·痿论篇第四十四》）

《上经》《下经》，今皆已不得见。《史记·扁鹊仓公列传》中记载淳于意从其师公乘阳庆那里学到的医书："受其脉书上下经、五色诊、奇咳术、揆度、阴阳、外变、药论、石神、接阴阳禁书。"上下经，应该就是《上经》《下经》。《五色》《揆度》也见于《黄帝内经》，如《素问·玉版论要篇第十五》："黄帝问曰：余闻《揆度》《奇恒》，所指不同，用之奈何？岐伯对曰：《揆度》者，度病之浅深也；《奇恒》者，言奇病也。请言道之至数，《五色》《脉变》《揆度》《奇恒》，道在于一。"《奇咳》与《奇恒》很可能是同书或同类之书。

（2）中医理论传承与创新的泉源

《黄帝内经》搭建了中医理论的基本框架，后世医家对生命、养生、疾病、治疗的基本认识往往都祖述《黄帝内经》。与传统文化的发展一样，在对经典的反复阅读和体悟中形成新的认识，是中医理论创新的重要途径。历代无论是官办医学教育，还是民间师徒相授，皆注重对《黄帝内经》的学习。

以金元四大家刘完素、张从正、李杲和朱震亨为例，元末明初著名的文史学家宋濂曾言"金之以善医名者"有三人，即刘完素、张从正、李杲，他们虽然医学主张不同，却"皆以《黄帝内经》为宗，而莫之有异也"。朱震亨求学于罗知悌时，罗氏为他"敷畅三家之旨，而一析以经"。所以，宋濂评价朱震亨曰："世之人乌知有所谓《内经》之学，君独能崎岖数十百里，必欲求师而受其说，虽险阻艰难，更婴迭挫，曾不为之少动，所以卒能成其学。"（《格致余论》宋濂序）在宋濂看来，能否称得上是真正的名医，关键在于是否能够以《黄帝内经》作为源头活水。

那么，金元四大家的理论创新是由《黄帝内经》而来吗？

刘完素《素问玄机原病式》对《素问·至真要大论篇第七十四》中的病机十九条进行了扩充，将原文的 176 个字扩充

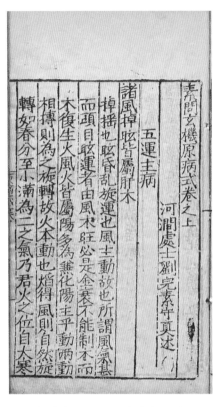

刘完素《素问玄机原病式》明嘉靖刊本书影

为 277 字，分为肝木、心火、脾土、肺金、肾水五运主病，以及风、热、湿、火、燥、寒六气为病，并逐条进行了详细的阐发。如本书第二章所论，《黄帝内经》的病机十九条中，属于五脏的有 5 条、上下的有 2 条，其余 12 条为六气。六气的 12 条中，火、热最多，火为 5 条，热为 4 条，共计 9 条。刘完素不仅将十九条重新划分为整齐的五运与六气，还增添了六气中的燥，"诸涩枯涸，干劲皴揭，皆属于燥"。他注意到病机十九条中火、热居多，并进一步补充了火、热所致病症的种类，还阐发了风、湿、燥、寒在一定情况下向火、热的转化，从而形成其从火热论治疾病的学术思想。

张从正临证善用汗、吐、下三法，所著《儒门事亲》中多引用《黄帝内经》阐明三法之理。对于汗法，感受风、寒、暑、湿，病邪入于皮肤之间，"欲速去之，莫如发汗"，他阐明《素问·刺热篇第三十二》针刺治疗热病的机理是"开玄府（汗孔）而逐邪气，与汗同"。《素问·六元正纪大论篇第七十一》曰："火郁发之。"他引之释曰："发为汗之，令其疏散也。"对于吐法，《素问·阴阳应象大论篇第五》曰："其高者，因而越之。"他引之说明"予之用此吐法，非偶然也"。对于下法，他认为"《内经》一书，惟以气血通流为贵"，发挥《素问·汤液醪醴论篇第十四》所言"去宛陈莝"之理（宛，通"郁"，郁积。陈，陈旧。莝，铡碎的

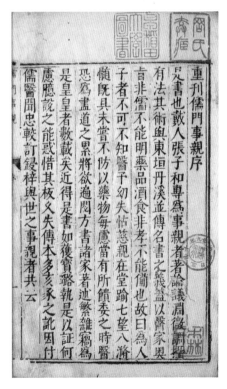

张从正《儒门事亲》明嘉靖刊本书影

草。比喻驱除郁积在体内的病邪），阐明"《内经》之所谓下者，乃所谓补也。陈莝去而肠胃洁，癥瘕尽而荣卫昌。不补之中，有真补者存焉"。

李杲著有《脾胃论》，书中直接大量引用《黄帝内经》对于脾胃的论述。他认为，"《内经》之旨，皎如日星"，"历观诸篇而参考之，则元气之充足，皆由脾胃之气无所伤，而后能滋养元气。若胃气之本弱，饮食自倍，则脾胃之气既伤，而元气亦不能充，而诸病之所由生也"。《素问·调经论篇第六十二》中云："有所劳倦，形气衰少，谷气不盛，上焦不行，下脘不通，胃气热，热气熏胸中，故内热。"中气亏虚，脾胃之气不得布散流通于上下二焦，滞于中焦，郁而化为内热。《素问·至真要大论篇第七十四》载"劳者温之""损者温之"，李杲擅长通过温补脾胃之气的甘温之药来消除内热，即甘温除大热便是由此而来的。

朱震亨认为"阳有余，阴不足"，善用养阴之法，其立论的重要依据便是《黄帝内经》。其所著《格致余论·阳有余阴不足论》称："《内经》曰：年至四十阴气自半而起居衰矣。又曰：男子六十四岁而精绝，女子四十九岁而经断。夫以阴气之

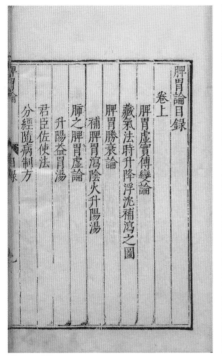

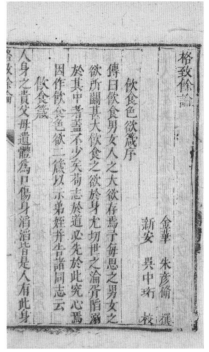

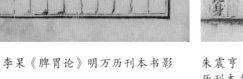

李杲《脾胃论》明万历刊本书影　　朱震亨（字彦修）《格致余论》明万历刊本书影

成，止供给得三十年之视听言动，已先亏矣。"所引述的正是
《素问·阴阳应象大论篇第五》对男女生命周期生理特点的论
述。另外两条论据，"阳者天气也，主外；阴者地气也，主内。
故阳道实阴道虚"，"至阴虚天气绝，至阳盛地气不足"，分别
出自《素问·太阴阳明论篇第二十九》和《素问·方盛衰论篇
第八十》。

宋濂虽非医者，但他对金元四大家刘完素、张从正、李杲、朱震亨的评价并非虚言。可以说，《黄帝内经》是后世医家理论创新的思想泉源。

（3）域外传播

作为中医理论的渊薮，《黄帝内经》是历史上中医对外传播的核心经典，特别是在中国文化和中医学直接辐射到的汉字文化圈，如日本、朝鲜、韩国、越南等，深刻影响了当地传统医学理论的构建。隋唐时期中日交流频繁，《黄帝内经》等中医典籍便已传入日本。日本明治维新以前，其医学基本上属于中医体系。江户时代还产生了以丹波元简、森立之等为代表的医经训诂学派。1988 年，日本还成立了内经医学会，成为中日《黄帝内经》学术交流的重要研究组织。

2009 年 7 月，韩国申报的《东医宝鉴》初刊本被列入联合国教科文组织世界记忆遗产名录。该书为朝鲜许浚所撰，刊于明万历四十一年（1613）。书中有曰："我国僻在东方，医药之道不绝如线，则我国之医，亦可谓之东医也。鉴者，明照万物，莫逃其形。是以元时罗谦甫有《卫生宝鉴》，本朝龚信有《古今医鉴》，皆以鉴为名，意存乎此也。今是书披卷一览，吉凶轻重，皎如明镜，故遂以《东医宝鉴》名之者，慕古人之遗意云。"此书对《黄帝内经》及其后历代中医典籍皆有大量直接辑录。同样，由黎有卓编撰、被誉为越南第一部医学全书的《海上医宗心领》（1770），也同样祖述《黄帝内经》，并辑录历代中医文献。

汉字文化圈之外，《黄帝内经》被节译或全译为英、法、德等多种语言文本，成为世界了解中国传统文化与中医学的重要媒介。以英译为例，1925 年 3 月，加拿大裔美国人珀西·米拉德·道森（Percy Millard Dawson，1873—1970）参考法国汉学家戴遂良（Léon Wieger，1856—1933）1917 年出版的法文汉学著作《中国宗教信仰与哲学观通史》（*Histoire des Croyances religieuses et des Opinions philosophiques en Chine: depuis l'origine, jusqu'à nos jours*），对《素问》进行了英文节译，题为《〈素问〉：中医的基础》（*Su-Wen, The Basis of Chinese Medicine*），发表在美国医学史期刊《医学史年鉴》（*Annals of Medical History*）上，成为《黄帝内经》的首个英文译介者。但是，道森的翻译保留了戴遂良原作对《素问》的大量负面评价。道森之后，至今已有二十余种形式多样的《黄帝内经》英译本，且对《黄帝

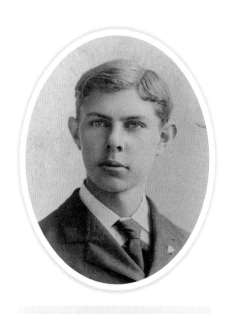

珀西·米拉德·道森像

1925 年，加拿大裔美国人珀西·米拉德·道森在美国医学史期刊《医学史年鉴》上发表了《〈素问〉：中医的基础》一文，成为《黄帝内经》的首个英文译介者。

内经》和中医理论的评价也愈趋多元和客观，其中比较有代表性的译者，如中国学者李照国、德国学者文树德（Paul Ulrich Unschuld）等。

中医学的形成与发展植根于中华文明的沃土，它的思维方式、价值理念、核心思想与中国传统文化一脉相承。中医学是打开中华文明宝库的钥匙，是我们了解中国传统文化的重要窗口和切入点。作为传统医学，中医学并未被历史尘封和被当今中国所抛弃，依然较大范围且行之有效地指导着医疗实践。"传统"中蕴含着巨大的现实价值。

20 世纪初，正是中西文化与医学彼此碰撞、交流与融汇之时，广东作为近代西医传入中国的前沿地区，时人因之较早便接触和学习西医。客居广州的桂林籍近代医家于风八在其《医医医》（1909）一书中感叹："中外交通以来，吾国无事不落人后，其犹有可望胜于他人者，医学、文学而已。文学之妙已造其极，毋庸赘言，医学虽当晦盲否塞之秋，而胚胎于黄农，萌芽于岐景，固已久矣！"他认为可以将中医学作为中华文化对外传播的先导，"渐以吾国医道之衣冠文物输入列邦，而为开通外人之导线"，"如有伟人起而振之，引而伸之，交而通之，郑而重之，大可冀放奇光异彩于环球上"。

一百多年前，正值中医存亡之秋，于风八的呼吁或许会被认为是天方夜谭。但是今天，中医学的确已成为中国文化对外传播与交流的重要先导。

4. 市井社会中的《黄帝内经》

（1）经典如何走向普通医者

医史留名的大部分医者往往都是有相当文化素养和医学理

论水平的"精英"医者，尤其正史有传的医者更是如此。孙思邈《备急千金要方》卷一之首篇便是"大医习业"，对于如何成为"大医"，孙思邈认为：

> 必须谙《素问》《甲乙》《黄帝针经》《明堂流注》，十二经脉，三部九候，五脏六腑，表里孔穴，《本草》《药对》，张仲景、王叔和、阮河南、范东阳、张苗、靳邵等诸部经方，又须妙解阴阳禄命、诸家相法，及灼龟五兆、《周易》六壬，并须精熟，如此乃得为大医。

这条成为大医的路，真是有点让人望而却步。切莫以为止步于此了，孙思邈接着讲：

> 又须涉猎群书，何者？若不读五经，不知有仁义之道；不读三史，不知有古今之事；不读诸子，睹事则不能默而识之；不读《内经》，则不知有慈悲喜舍之德；不读《庄》《老》，不能任真体运，则吉凶拘忌，触涂而生。至于五行休王，七曜天文，并须探赜。若能具而学之，则于医道无所滞碍，尽善尽美矣。

　　大医难成，古时百姓生活中所接触的多数医者恐怕就不这么"精英化"了。他们往往不怎么读理论深奥的《黄帝内经》等经典医书，或者仅读一些通俗的医学知识入门读本，背背《汤头歌》《药性赋》，甚至仅凭祖传秘方和验方行医。"医道之不明也，皆由于讲方而不穷经之故"（陈修园《长沙方歌括》卷末其子陈蔚"附识一道"）。对普通医者来说，掌握医方的确要比研习理论经典更为直截了当，也省却不少麻烦。这些市井社会中的普通医者自然会成为"精英"医者批判的对象，宋代李駉便曾讲："年来妄一男子，耳不闻《难》《素》之语，口不诵《难》《素》之文，滥称医人，妄用药饵，误之于尺寸之脉，何啻乎尺寸之兵！差之于轻重之剂，有甚于轻重之刑！"（《黄帝八十一难经纂图句解》）清代陈修园批评当时的不少医生"止取数十种庸陋之方，冀图幸中，更不足论也"（《医学三字经》）。

　　正因如此，历史上不少"精英"医者都强调学医必须要读书，更要读《黄帝内经》等经典医书。清代徐大椿《慎疾刍言》"宗传"中曰："一切道术，必有本源，未有目不睹汉唐以前之书，徒记时尚之药数种，而可为医者。"随后他列出了学医必读之书，排在最前面的便是《灵枢》《素问》《伤寒论》

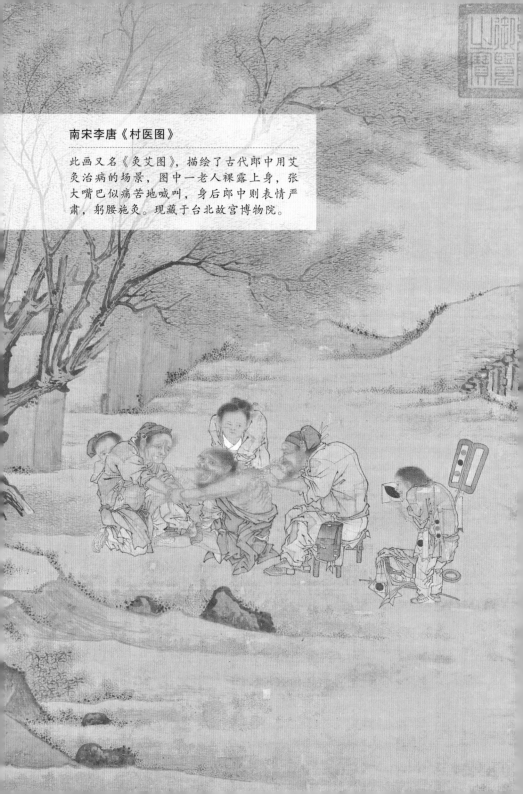

南宋李唐《村医图》

此画又名《灸艾图》，描绘了古代郎中用艾灸治病的场景，图中一老人裸露上身，张大嘴巴似痛苦地喊叫，身后郎中则表情严肃，躬腰施灸。现藏于台北故宫博物院。

《金匮要略》和《神农本草经》。

清代吴瑭《医医病书》中有《不读古书论》专篇，云：

今人不读古书，安于小就，得少便足，囿于见闻，爱简便，畏繁重，喜浅近，惧深奥，大病也。《神农本经》《灵枢》《素问》《难经》《伤寒论》《金匮要略》《易经》《诗经》《周礼》《礼记》，断不可不读者也。

普通医者畏惧读书的心态跃然纸上。学医必须读书，不能"仅读《药性赋》《汤头歌》，便欲行医"，除了读《黄帝内经》等几部汉代中医经典外，还要读儒家经典。

或许一般人不是不想读经典，而的确是经典深奥，不易读，读不懂。正如清代医家钱潢（字天来，今江苏常熟人）所言："圣经难读，学者畏难，苟非潜心探索，刻意研精，焉有不求而自至者哉！"清初医家单南山在其《胎产指南》中提及"医学入门之法"，所推荐的习医读本皆是当时的通俗或流行之医书，如李中梓《医宗必读》、汪昂《医方集解》等，反倒认为《黄帝内经》"不可不览，亦不可遍览"，可见古人畏惧读经典之繁难。

退而求其次，即使不能直接读《黄帝内经》原书，节略简要注释本还是要提倡的，正所谓"通儒不妨从俗，而在初学则便于查阅也"（清代姚澜《本草分经》），这是明清以来大量《黄帝内经》注释类著作得以广泛流行的重要原因。从俗，考虑的正是经典如何走向市井社会的普通医者。

例如，清代高世栻曾讲："素问内经，乃轩岐明道之书，开物成务，医道始昌。"遗憾的是，读《内经》的人并不多，"问之儒，儒必不知"，"问之医，医且茫然"。他因此感叹："儒与医之不知，何人知之！"但是，"医安苟简，畏其所难"，面对医者的如此心态，无法让其直接读《内经》。因此，他认为对于《黄帝内经》的注释，既不能"苟简隙漏""敷浅不经"，也不能像张志聪《黄帝内经集注》那样"义意观深，其失也晦"，而应该"尤必深入浅出"（《素问直解》）。

（2）小说里的《内经》

是否知晓《黄帝内经》成为文人笔下区别良医与庸医、精英医者与普通医者的重要标志。《汉书·艺文志》曰："小说家者流，盖出于稗官，街谈巷语，道听途说者之所造也。"小说虽多杜撰，却是了解市井社会芸芸众生的重要窗口。略举清代小说几例以为说明。

《聊斋志异》中的邵九娘医术不一般。妒妇金氏病后，"数日腹胀如鼓"，邵九娘起初"以医理自陈"，但金氏顾忌自己曾残虐对待过邵九娘，会遭她报复，所以推辞了。延请数医诊治，皆误作"气蛊"，即气机郁滞所导致的腹胀，服药毫无效果。邵九娘将金氏所服之药悄悄更换，"药下，食顷三遗，病若失"。而后，金氏又患心病，"痛起则面目皆青，但欲觅死"，也是经邵九娘针刺而愈，"按穴刺之，画然痛止"。邵九娘并非医生，为何医术了得？蒲松龄的铺垫和设计便是："邵贫士，止此女，少聪慧，教之读，过目能了。尤喜读《内经》及冰鉴书。"

与真读《黄帝内经》的邵九娘不同，《金瓶梅词话》第六十一回《韩道国筵请西门庆　李瓶儿苦痛宴重阳》中的赵太医则是妄称饱读《黄帝内经》等医书的真庸医。赵太医本是"东门外有名的赵捣鬼，专一在街上卖杖摇铃，哄过往之人"，他自我吹嘘说：

平生以医为业，家祖现为太医院院判，家父现充汝府良医。祖传三辈，习学医术。每日攻习王叔和、东垣、勿听子、《药性赋》《黄帝素问》《难经》《活人书》《丹溪纂要》《丹溪心法》《洁古老脉诀》《加减十三方》《千金奇效良方》《寿域神方》《海上方》，无书不读，无书不看。

《黄帝素问》被杂列于毫无章法堆砌的医家医书之中，与之同样被拿来充门面的还有伪造的世医身份。反过来看，这也说明时人眼中好的医者应该既有世代为医的经验积累和传承，也要有饱读医书的理论水平。明白了这个道理，我们看南宋陈自明（约1190—1270，字良父，今江西抚州人）《妇人大全良方》自序中所言："仆三世学医，家藏医书数千卷。既又遍行东南，所至必尽索方书以观。暇时闭关净室，翻阅涵泳，究极天人，采摭诸家之善，附以家传经验方，萃而成编。"算是高水平的炫耀了。

不止于简单列出《黄帝内经》之名，《红楼梦》则直接引述《黄帝内经》的相关理论，写得详细，水平也高。《红楼梦》第八十三回《省宫闱贾元妃染恙　闹闺阃薛宝钗吞声》王太医诊治林黛玉，脉诊、病机分析和治疗方案为：

> 六脉弦迟，素由积郁。左寸无力，心气已衰。关脉独洪，
> 肝邪偏旺。木气不能疏达，势必上侵脾土，饮食无味，甚至胜
> 所不胜，肺金定受其殃。气不流精，凝而为痰；血随气涌，自
> 然咳吐。理宜疏肝保肺，涵养心脾。虽有补剂，未可骤施。姑
> 拟黑逍遥以开其先，复用归肺固金以继其后。

黑逍遥，即在《太平惠民和剂局方》逍遥散的基础上，加生地或熟地而成。王太医认为黛玉此次发病的主要原因是肝气偏旺，进而影响脾、肺，所以首先要疏肝以治急，然后方能缓补肺、脾，正所谓"急则治其标，缓则治其本"（张景岳《类经》）。

因为黑逍遥中的疏肝药柴胡具有升提之性，所以贾琏看了王太医所开处方后，有所质疑，认为其不适宜黛玉的吐血之症，便问："血势上冲，柴胡使得么？"王太医解释：

> 二爷但知柴胡是升提之品，为吐衄所忌，岂知用鳖血拌

炒，非柴胡不足宣少阳甲胆之气，以鳖血制之，使其不致升提，且能培养肝阴，制遏邪火。所以《内经》说："通因通用，塞因塞用。"柴胡用鳖血拌炒，正是"假周勃以安刘"的法子。

"通因通用"，语出《素问·至真要大论篇第七十四》："帝曰：反治何谓？岐伯曰：热因热用，寒因寒用，塞因塞用，通因通用。"中医治法有正治与反治之别，正治适用于疾病的外在症状表现属性与内在本质相符的情况，例如，热盛于内，在外表现出一派发热、口渴、汗出等热象的症状，就可以选择寒凉药治疗，即治热以寒。反治，则是疾病的外在症状表现是有别于内在本质的"假象"时，如同样是热盛于内，也可表现为怕冷、四肢发凉等"寒"性假象，治疗便不能依从假象而寒者热治，而应从疾病本质入手用寒凉药，即寒因寒用。王太医引用《黄帝内经》"通因通用"，其意为林黛玉吐血的症状根本原因在于木气积郁不能疏达，就肝气积郁闭塞于内而言，血液妄行而上溢于外，是表现为"通"的假象，用柴胡这样疏通肝气之药，是以通性之药治疗"通"的假象，即通因通用。但是，柴胡疏肝的同时又有升提之性，需要避忌，以免加重吐血，鳖血拌炒便能制约其升提之性。柴胡用鳖血拌炒，并非是小说家的杜撰，清代医家不乏应用。（可参阅拙文《鳖血柴胡背后的用药地域化与医家争论》，《中药材》2020年第11期）。假周勃以安刘，典出《史记·高祖本纪》，汉高祖刘邦曰："安刘氏者必勃也。"以周勃安刘，喻指以鳖血安柴胡。

《金瓶梅》《红楼梦》等明清世情小说中大量中医内容的出现，正说明了文人知医在明清社会的普遍，这与宋元以来士人逐步走向民间所引致的社会转型密切相关。一物不知，实以为耻，医书作为经、史、子、集四部中子部之一，也被文人列入应读之列。文人知医、业医，医者读书通文，皆

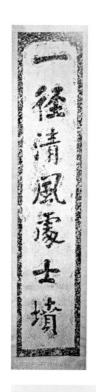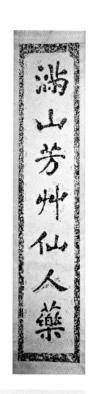

清徐大椿挽联拓片

清代医家徐大椿既非名医高足，亦非世医家传，而是儒生出身，他不仅医术高超名满天下，而且有大量著作传世，在中医理论研究方面有重要贡献。此为徐大椿临终前自撰的挽联，上书"满山芳草仙人药，一径清风处士坟"，彰显了儒医的文化素养和道德修为。此拓片现藏于上海中医药博物馆。

已在当时社会成为进阶儒医、良医的关键途径,《黄帝内经》等中医经典的影响自然也越来越大。

近现代中国社会依然如此。20 世纪 80 年代《山东中医学院学报》曾设专栏,邀请全国名老中医撰文回忆学医成才之路,这些文章之后被结集成《名老中医之路》,由山东科学技术出版社出版,影响很大。据颜纯淳等统计,《名老中医之路》涉及的 97 位名老中医,有 91 位明确述及《内经》相关内容(《名老中医研习〈内经〉之路探析》,《山东中医药大学学报》2020 年第 6 期)。稍稍翻阅近现代中医的个人著述,便不难发现,从基础理论到临证各科,由"《内经》曰"以发皇古义,汇通西医以融会新知,是最为常见的书写模式。《黄帝内经》对于近现代中医的影响,由此可窥一斑。

可以说,汉代至今,两千余年,星斗屡易,时空变幻,《黄帝内经》对于医家的意义和价值,却未曾变易。

结语：从《黄帝内经》到现代中医

　　《黄帝内经》被历代医家奉为经典和理论创新的泉源。纵览古代中医学术发展史，可以看到，新的中医理论往往是医家面对现实疾病困扰，从经典中寻求文本资源，加以诠释、发挥、创新而形成的。如果说古代中医的理论创新基本上是传统社会背景中的知识内生，那么近现代以来的中医除此传统发展路径外，尚有西医等外来知识体系刺激下的知识生成。

　　《黄帝内经》距今已两千余年，今天大部分人，包括中医业界人士所谈论的中医，与《黄帝内经》还是存在不少差异的。古代中医与现代中医，绝不只是时间的先后。两者差异的造成，当然有中医知识内部的自身理论的发展演变，但与近现代中国社会文化背景的巨大改变以及中西医学的碰撞和汇通直接相关。

　　20世纪50年代以后，高等中医院校陆续建立，中医业界为之编写的配套教材，逐渐成为时人理解中医的基础文本。可以说，现代中医理论范式的构建，基本上是以高等中医院校中医教材知识体系的形成为标志的。面对近代以来西学东渐日盛的社会文化背景，如何既界定和突出中医自身"传统"特色，又通过搭建中西医学在诸多理论上的对话平台以彰显古代中医所蕴含的"现代性"，便成为教材编写与知识重构的关键。经过近七十年的构建与调整，现代中医理论体系愈趋稳定，但依然有诸多问题值得反思。

例如，将西医学作为参照与比较对象，对古代中医知识进行梳理、筛选与重构的现代中医理论体系，是否展现了古代中医知识的原本内涵，在多大程度上能反映古代中医的自身特质？实际上，只要重新回到中医古籍文本，便不难发现现代中医理论体系不但不足以呈现古代中医知识的多样性与复杂性，还不乏误读与曲解。如果现代中医理论足够反映古代中医知识体系的话，中医业界和国家中医药管理局等行政机构一直重申和强调的"读经典 做临床"，似乎便无太大必要性。"读经典 做临床"，恰恰说明了现代中医与古代中医之间的巨大知识差异。

　　要想理解和讨论中医理论的特质与近现代嬗变，"传统""传统性""现代性"等是绕不过去的重要概念。关于它们的内涵，学界虽无统一标准，但至少可以看到，"传统"从整体上被人们意识到，成为一个"问题"或"被问题化"，是近代社会才出现的现象。

　　古代中医并不存在一个本质性的静止"传统"，如何界定古代中医的"传统"虽非易事，但至少不等同于现代中医总结的所谓中医"传统性"。因为，现代中医"传统性"的构建，在很大程度上是为了与西医相比较而自行构建的"他者"视角，而非"自我"表达。在我看来，"传统"常常是后人基于追溯过往与历史书写的现实需要而做出的构建，而"传统性"也是因之经常与"现代性"相比较而被概括、凝练和形塑出来的特性。

　　本书从天人合一的中国古代哲学视角对《黄帝内经》的宇宙论、生命观等核心内容进行了陈述。这里再略作铺陈和总结，既为了展示《黄帝内经》为代表的古代中医知识与现代中医的差别，探讨现代中医是如何建构中医"传统性"的，更为了说明若要理解中医的真正"传统"，还需要回到《黄帝内经》

等古代中医典籍中去探寻，而不是仅依据现代中医对中医的描述，便认为中医自来如此。

1. 从天人合一到唯物论、辩证法

天人关系是中国传统文化的重要议题，天人合一的理念渗透在中国古代传统学科的各个领域。中医学也不例外，无论是对于自身生命与外在宇宙关联性的阐发，还是密切从时空的变幻中来理解疾病的形成，并因时因地制宜确定相应的预防、养生和治疗方案，都能看到明确的天人合一思想。

以《黄帝内经》为例，无论是以九宫八风为代表的早期数术之学与身体知识的结合，还是以阴阳五行学说为核心的汉代主流文化思想对身体的厘分和系统化建构，都是不同时期宇宙论对中医身体观构建的直接干预。其后不同历史时期，中医学都曾积极将当时流行的传统文化思想纳入其知识体系，中医学的发展因之与中国传统文化休戚相关。

但是，近代以来，传统文化饱受诟病与激进批判，传统文化的发展出现了明显断层，上述古代中医身体观与宇宙论的密切结合也愈趋松动。无论是相对激进的"废医存药"，还是稍显温和的中西医汇通和中医科学化，实际上都是在默认传统文化思想"不科学"的前提下，试图全部或部分剥离古代中医与传统文化之间的密切关联。呼吁"废止旧医"的余云岫在其所著《灵素商兑》中认为阴阳五行之说"恍惚无凭""穿凿附会"，于是将其作为首先批判的对象，"本实先拔，虽繁枝茂叶，皆幻象耳。乌足与论议哉？一切不复置辨"。而近代中医恽铁樵《群经见智录》驳斥余云岫等废止中医之论时，以"四时的五脏"诠释《黄帝内经》的五脏理论，实即阐明与重申中医身体观与传统文化宇宙论结合的合理性。只有理解了古代中医身体理论构建时传统文化宇宙论的紧密嵌入，才会明白余云岫与恽铁樵的中医理论存废之争为何要从阴阳五行思想入手。

1956 年底，卫生部委托南京中医学院在编写中医进修和"西学中"讲义的基础上编写《中医学概论》教材，1958 年由人民卫生出版社出版。该教材分为上、中、下三编，上编为"中医学术的基本理论"，在"绪言"之后便是"阴阳五行"和"人与自然"两章。第二章"阴阳五行"中，认为"用于中医学的阴阳五行学说是古代朴素的唯物观点""它在根本上是朴素的唯物观点和自发的辩证法"。这种从传统文化思想向当时意识形态哲学的转变，显而易见。但实际上，阴阳五行学说是古代中医用以梳理、诠释与架构医学实践的文化工具而已，称其为"唯物观点"既不十分准确，也限定了传统文化可被今人理解的空间。称其为"辩证法"，则早在杨则民《内经之哲学的检讨》(1932)一文中便已言及。杨则民认为"《内经》之最高理论为何，曰辩证法的观察是矣"。《中医学概论》作为国家主导编写的中医教材，其影响是巨大的，以唯物论、辩证法对古代中医"传统性"的概括和诠释，成为现代中医有目的性地提升古代中医知识水准的重要途径。各类中医基础理论教材或著述，大都沿袭此论。

2. 从体用之辨到物质功能之分

西医解剖学在明末便已传入中国，但直至近代方才引起中医界普遍的关注。在诸多近代中医的著述中常见对西医解剖的引述与评价，以及对中西医学不同身体知识的比较，甚至是西医解剖图绘的直接引入。例如，近代广东医家朱沛文《华洋脏象约纂》中的绝大多数解剖图便直接来自合信译著的《全体新论》。面对西医解剖，如果执泥于解剖精细程度的比较，那么古代中医完全无法与西医相比拟。至于以"西学中源"之说表达古代中医不仅有解剖之事实，而且可谓西医之祖，试图借此在中西医学比较中寻求自信，则无异于掩耳盗铃。因此，直面西医解剖的冲击，在认识到西医解剖精细程度远高于古代中医的前提下，如何重新探寻与表述中医的"传统"及其相较于西医解剖的优势，便成为近代以来中医的重要时代议题。

清代以来中国传统文化的发展与宋明之际相比已出现较大的变化，曾深刻影响中国传统社会的宋明理学发展至清代已接近没落，而西学的涌入则迫使时人不得不思考"传统"的弊端与出路，格物、穷理、本末、体用等传统文化思想又重新成为他们评价中西文化的重要思想工具。受此影响，清代中医特别是晚清以来的中医，也将体用等概念纳入中西医学身体观比较，对中西医学的差异与利弊进行了评价，并在此基础上尝试中西医学身体观的折衷、汇通。例如，既往学界曾反复引述朱沛文《华洋脏象约纂》自叙中所言的中国人精于穷理、拙于格物，西方人长于格物、短于穷理，便是很好的说明。在朱沛文看来，精于穷理便会造就中医可"达生人脏腑之运用"，长于格物便使西医擅长"剖验脏腑之形状"。一体一用，正是中西医学身体观关注焦点的差异。言外之意，西医解剖虽精，但未能洞察"生人脏腑之运用"，即对于生命动态功能的把握是无法与中医相比的。

由以上论述便不难发现，关于中西医学身体观的差异，现代中医普遍将中医学重功能阐发作为重要的立论焦点之一。这种"传统性"的建构，实际上并非现代中医所创始，其主要源头在于近代中医面对西医解剖生理与中医传统脏腑理论所呈现出的巨大差异时，借助中国传统哲学思想对中西医学身体观的诠释与比较。

饶有趣味的是，无论是近代中医借由格物与穷理、体与用对中西医学的比较，还是现代中医以功能与物质辨析中西医学身体观关注焦点的差异，虽然表面看起来近现代中医已经意识到中西医学各有所长，有中西汇通之可能与必要，但在体与用、物质与功能的褒贬倾向和侧重上，他们潜意识中还是基于"生人脏腑之运用"、动态功能变化之把握，认为中医更胜一筹。也正因如此，西医解剖虽深刻影响了近现代国人对于身体的认知，但实际上并未颠覆中医业界认知身体的基本评价倾向。

3. 传统的脏腑、西化的身体

面对西医学的冲击，现代中医在构建理论体系时，既通过建构"传统性"阐明中医学与之相比较而呈现的特色，又试图以西医学理论为参照，寻找中西医学之间的融通之处，借之以说明古代中医"传统性"中所蕴含的"现代性"。与其说这是探寻中西医学结合的切入点，倒不如说是为了证明古代中医的先进和科学。中西医学对话，乃至结合，是时代背景使然，也是中华人民共和国成立后国家的卫生政策导向。问题的关键并不在有无对话与结合的必要性，而是将西医理论作为参照物去诠释古代中医文本时，不乏对文本的误读与曲解，甚至是有意为之的。所以，表面上看，以藏象学说为核心的现代中医脏腑理论，是极具"传统"意味的脏腑，但实际上已经是经过西医化架构与诠释的身体了。

如本书所讲，关于血液运行，现行的中医基础理论教材中基本上是仿照西医的体循环和肺循环，分别重新解读和建构了"心主血脉"和"肺朝百脉"的内涵。而实际上，在缺乏像西医学那样精细的解剖观察的前提下，《黄帝内经》及其后的古代传统中医并没有建构起类似的体循环和肺循环模式。传统中医对血液循环的认知，在很大程度上是基于天人关系而在身体与宇宙之间做的一种类比。这种传统认知，虽然与西医对血液循环的阐发有相似之处，但却存在本质的差异。

又如本书分析的《黄帝内经》中肾与膀胱脏腑相合，这种脏腑关联性的确立，并非是基于肾与膀胱有输尿管相连。但是，现代中医则直接按照西医解剖学重新构建和明确了这种关联。在对古代中医文本缺乏深入了解的人看来，似乎古人早已基于肾与膀胱的解剖关联确立了两者的脏腑相合，这便是"传统"，但殊不知这种"传统"是现代中医参照西医的新建构。与前文所列举的心主血脉、肺朝百脉一样，如果古代中医文本略作改易、发挥，便可与西医解剖生理相合，那么现代中医便积极构建可以从中看到西医理论镜像的"传统性"，同时也借之说明传统所蕴含的"现代性"。至于像脾主运化等与西医解剖生理差别较大、不易融通的古代中医知识，现代中医也只能说这是中西医学之别，是中医的特色。

面对同样的生命，中西医学对其有不同的关注焦点与理解方式。这种差异，表面上看是医学理论体系的差异，实则是中西文化的巨大差异。古代中医深受中国传统文化的影响，有其相对独特和基本稳定的思维模式、价值理念与知识生成途径。若将此定义为古代中医的"传统性"所在，那么这种传统性的概括与凝练，在很大程度上得益于西医学的冲击及其衍生的中西医学乃至中西文化的比较。从这个角度而言，近现代以来中医业界热衷于构建与诠释中医的"传统性"所在，既是为了在中西医比较时阐明自身特色，更是为了进一步诠释古代中医知识体系的"现代性"。

现代中医与西医知识体系之间的对话，本无可厚非，甚至是特定时期的发展需要。但是，现代中医以西医为参照与对比而建构的中医"传统性"，这种"他者"视角的构建并未真正反映中医的特质所在。

就如上文所言，古代中医身体观与宇宙论的密切关联，并非将阴阳五行诠释提升到唯物论、辩证法便可囊括的。竭力寻找和建构古代中医脏腑知识与西医解剖生理之间的暗合，这种被赋予的"现代性"也并非是传统的真正意义所在。或者说，中西医比较与汇通的初衷和终极目的，并不是让古代中医蕴含的传统资源与医学文化精神成为现代医学的补充，而是通过努力寻找中西医学的互通，证明中医存在的合理性。简言之，现代中医构建的"传统性"，在构建的同时，已经有所遗失。

另外，传统与现代，并非进化论所言及的落后与先进的比较，中医与西医的关系也非如此。乃至就中医学本身而言，现代中医与古代中医的关系，也绝非先进与落后所能简单概括比较的。不仅如此，现代中医所谓的现代性，相对古代中医而言，是对传统的延续、超越，还是本质已发生异化，发生断裂？

应如何重新认识和评价中西医学、现代中医与古代中医的差异性，自然是见仁见智。面对差异，是刻意构建试图消弭差异、蕴含现代性的"传统性"，还是保持其原本自我形象，即自然延续的传统，依然值得反思。

重新阅读《黄帝内经》，也许正是为了寻找迷失的"传统"。

附　　录

1.《素问》卷次、篇名与内容主旨

卷　次	篇　　名	主　旨
卷一	上古天真论篇第一	养生 阴阳五行
	四气调神大论篇第二	
	生气通天论篇第三	
	金匮真言论篇第四	
卷二	阴阳应象大论篇第五	
	阴阳离合论篇第六	
	阴阳别论篇第七	
卷三	灵兰秘典论篇第八	藏象
	六节藏象论篇第九	
	五脏生成篇第十	
	五脏别论篇第十一	

卷　次	篇　名	主　旨
卷四	异法方宜论篇第十二	治法
	移精变气论篇第十三	
	汤液醪醴论篇第十四	
	玉版论要篇第十五	
	诊要经终论篇第十六	
卷五	脉要精微论篇第十七	诊法
	平人气象论篇第十八	
卷六	玉机真脏论篇第十九	
	三部九候论篇第二十	
卷七	经脉别论篇第二十一	病机
	脏气法时论篇第二十二	
	宣明五气篇第二十三	
	血气形志篇第二十四	
卷八	宝命全形论篇第二十五	针刺病机
	八正神明论篇第二十六	
	离合真邪论篇第二十七	
	通评虚实论篇第二十八	
	太阴阳明论篇第二十九	
	阳明脉解篇第三十	

续　表

卷　次	篇　　名	主　旨
卷九	热论篇第三十一	
	刺热篇第三十二	
	评热病论篇第三十三	
	逆调论篇第三十四	
卷十	疟论篇第三十五	
	刺疟篇第三十六	
	气厥论篇第三十七	
	咳论篇第三十八	
卷十一	举痛论篇第三十九	疾病
	腹中论篇第四十	
	刺腰痛篇第四十一	
卷十二	风论篇第四十二	
	痹论篇第四十三	
	痿论篇第四十四	
	厥论篇第四十五	
卷十三	病能论篇第四十六	
	奇病论篇第四十七	
	大奇论篇第四十八	
	脉解篇第四十九	

卷　次	篇　名	主　旨
卷十四	刺要论篇第五十	腧穴 针刺
	刺齐论篇第五十一	
	刺禁论篇第五十二	
	刺志论篇第五十三	
	针解篇第五十四	
	长刺节论篇第五十五	
卷十五	皮部论篇第五十六	
	经络论篇第五十七	
	气穴论篇第五十八	
	气府论篇第五十九	
卷十六	骨空论篇第六十	
	水热穴论篇第六十一	
卷十七	调经论篇第六十二	
卷十八	缪刺论篇第六十三	
	四时刺逆从论篇第六十四	
	标本病传论篇第六十五	
卷十九	天元纪大论篇第六十六	运气
	五运行大论篇第六十七	
	六微旨大论篇第六十八	

续　表

卷　次	篇　　名	主　旨
卷二十	气交变大论篇第六十九	运气
	五常政大论篇第七十	
卷二十一	六元正纪大论篇第七十一	
	刺法论篇第七十二（亡）	
	本病论篇第七十三（亡）	
卷二十二	至真要大论篇第七十四	
卷二十三	著至教论篇第七十五	病机 治则 医德
	示从容论篇第七十六	
	疏五过论篇第七十七	
	征四失论篇第七十八	
卷二十四	阴阳类论篇第七十九	
	方盛衰论篇第八十	
	解精微论篇第八十一	

2.《灵枢》卷次、篇名与内容主旨

卷　次	篇　　名	主　　旨
卷一	九针十二原第一	九针与十二原穴
	本输第二	五输穴
	小针解第三	针法
	邪气脏腑病形第四	病因病机与针法
卷二	根结第五	各经根结部位、穴位与针法
	寿夭刚柔第六	体质与针法
	官针第七	九针与针法
	本神第八	神志与针法
	终始第九	针刺补泻、针刺取效、取穴方法
卷三	经脉第十	十二经脉、十五络脉
	经别第十一	十二经别
	经水第十二	十二经脉气血多少、循行及针刺
卷四	经筋第十三	十二经筋循行、病证与治疗
	骨度第十四	身形尺寸与骨骼长短、大小、宽窄
	五十营第十五	经脉之气运行
	营气第十六	营气的形成和循行

续　表

卷　次	篇　　名	主　　旨
卷四	脉度第十七	十二经脉及跷脉、督脉、任脉的长度；跷脉的循行
	营卫生会第十八	营卫之气的生成与运行
	四时气第十九	四时与针刺
卷五	五邪第二十	邪入五脏的病证与治疗取穴
	寒热病第二十一	寒热病的症状与针刺治疗
	癫狂第二十二	癫狂病因病机及针灸治疗
	热病第二十三	热病的证候、诊断、预后及针刺治疗
	厥病第二十四	头痛、心痛等疾病的治疗
	病本第二十五	疾病标本先后主次与针刺
	杂病第二十六	多种疾病的针刺治疗
	周痹第二十七	周痹与众痹的鉴别及治疗原则
	口问第二十八	病因以及身体上部空窍病变的病因病机与治疗
卷六	师传第二十九	患者所恶所欲与治疗；望诊
	决气第三十	精、气、津、液、血、脉
	肠胃第三十一	肠胃等消化道器官的大小、长短和部位
	平人绝谷第三十二	胃肠的大小、容积和功能

续　表

卷　次	篇　名	主　旨
卷六	海论第三十三	髓海、血海、气海、水谷之海
	五乱第三十四	五乱（气乱于心、肺、肠胃、臂胫、头）的表现及针刺
	胀论第三十五	胀病的病因病机与诊断治疗
	五癃津液别第三十六	津液的区别、分类与功能，津液代谢与运行障碍
	五阅五使第三十七	头面官窍与五脏关联及其诊断意义
	逆顺肥瘦第三十八	针刺的因人而异
	血络论第三十九	刺络出血的各种情况；滞针
	阴阳清浊第四十	清气与浊气的性质、分布与针刺
卷七	阴阳系日月第四十一	天人相应与针刺宜忌
	病传第四十二	疾病的传变
	淫邪发梦第四十三	梦境与疾病
	顺气一日分为四时第四十四	疾病在一天不同时间的轻重变化；五变与针刺
	外揣第四十五	司外揣内、司内揣外的诊断机理
	五变第四十六	体质与发病
	本脏第四十七	血气精神、脏腑；脏腑形态与发病；视外以知内

续　表

卷　次	篇　名	主　旨
卷八	禁服第四十八	经脉与针刺；人迎、寸口脉
	五色第四十九	面部色诊
	论勇第五十	体质与发病
	背腧第五十一	背部五脏腧穴
	卫气第五十二	营卫之气；十二经脉的标本部位；气街
	论痛第五十三	体质与治疗
	天年第五十四	生命的形成及其生长衰老
	逆顺第五十五	针刺的时机把握
	五味第五十六	五味与饮食宜忌
卷九	水胀第五十七	水胀、肤胀、鼓胀、肠覃、石瘕、石水的病因病机与治疗
	贼风第五十八	病机；祝由
	卫气失常第五十九	卫气失常以及皮肉气血筋骨病的治疗
	玉版第六十	痈疽的早期诊断与治疗；五逆；针刺利弊
	五禁第六十一	针刺禁忌
	动输第六十二	手太阴、足少阴、足阳明之腧穴独动不止的原因；营卫运行

卷　次	篇　名	主　旨
卷九	五味论第六十三	五味与脏腑经络的关系
	阴阳二十五人第六十四	体质
卷十	五音五味第六十五	不同体质之人的调治方法
	百病始生第六十六	病因病机与治则
	行针第六十七	不同体质与针刺的不同反应
	上膈第六十八	虫痈所致下膈症病因病机与治疗
	忧恚无言第六十九	失音的病因与针刺治疗
	寒热第七十	瘰疬的病因、诊断、治疗和预后
	邪客第七十一	失眠；人与天地相应；持针纵舍；手太阴、手厥阴经循行；手少阴经独无腧穴的原因；八虚候五脏病变
	通天第七十二	体质
卷十一	官能第七十三	用针及补泻原则；针刺宜忌；因人施教
	论疾诊尺第七十四	诊察尺肤等诊断方法
	刺节真邪第七十五	刺法五节；针刺五邪；针刺原理与方法；真气、正气、邪气与发病
	卫气行第七十六	卫气循行与针刺
	九宫八风第七十七	方位、季节、气候与发病

卷　次	篇　名	主　旨
卷十二	九针论第七十八	九针；身形应九野；五脏生理病理；六经气血多少及表里关系
	岁露论第七十九	疟疾；四时八风致病；月相与生理、发病；太一、九宫八风
	大惑论第八十	目与脏腑的关系；眩惑、善亡等病症的病机与治疗
	痈疽第八十一	痈疽的命名、病因、病机与治疗

3.《素问》全元起注本的卷次与篇名

卷次	篇 名
卷一	平人气象论
	决死生（王冰本名为三部九候论）
	脏气法时论（新校正云：该篇又于卷六脉要篇末重出）
	宣明五气篇（该篇包括王冰本中的血气形志篇，王冰将其分出独立为一篇）
	经合（王冰本名为离合真邪论）
	调经论
	四时刺逆从论（王冰本该篇自"是故春气在经脉"句至篇末部分）
卷二	移精变气论
	玉版论要篇
	诊要经终论
	八正神明论
	真邪论（重出，即卷一经合）
	标本病传论
	皮部论（该篇包括王冰本中的经络论，王冰将其分出独立为一篇）
	气穴论

续　表

卷次	篇　　名
卷二	气府论
	骨空论（王冰本该篇自"灸寒热之法"句以下，在全元起本卷六刺齐篇末）
	缪刺论
卷三	阴阳离合论
	十二脏相使（王冰本名为灵兰秘典论）
	六节藏象论
	阳明脉解篇
	五脏举痛（王冰本名为举痛论）
	长刺节论
卷四	生气通天论
	金匮真言论
	阴阳别论
	经脉别论
	通评虚实论
	太阴阳明论
	逆调论
	痿论

续　表

卷次	篇　　名
卷五	五脏别论
	汤液醪醴论
	热论
	刺热篇
	评热病论
	疟论
	腹中论
	厥论
	病能论
	奇病论
卷六	脉要篇
	玉机真脏论
	刺疟篇
	刺腰痛篇
	刺齐论（其中包含王冰本刺要论）
	刺禁论（王冰本名为宝命全形论）
	刺志论
	针解篇
	四时刺逆从论（王冰本该篇自篇首至"肘筋急目痛"句部分）
卷七	阙

续　表

卷次	篇　　名
卷八	痹论
	水热穴论
	四时病类论（王冰本著至教论在本篇末）
	从容别白黑（王冰本名为示从容论）
	论过失（王冰本名为疏五过论）
	方论得失明著（王冰本名为征四失论）
	阴阳类论
	方盛衰论
	方论解（王冰本名为解精微论）
卷九	上古天真论
	四气调神大论
	阴阳应象大论
	五脏生成篇
	异法方宜论
	气厥论
	咳论
	风论
	大奇论
	脉解篇

说明：全元起本今已亡佚。此表主要据宋臣《重广补注黄帝内经素问》篇前"新校正云"所提示的全元起本信息，进行篇目复原。

参考文献

河北医学院校释:《灵枢经校释》,北京:人民卫生出版社,1982年。

黄龙祥:《扁鹊医籍辨佚与拼接》,《中华医史杂志》2015年第45卷第1期。

黄龙祥:《经脉理论还原与重构大纲》,北京:人民卫生出版社,2016年。

梁繁荣、曾芳、周兴兰等:《成都老官山出土经穴髹漆人像初探》,《中国针灸》2015年第35卷第1期。

廖育群:《重构秦汉医学图像》,上海:上海交通大学出版社,2012年。

钱超尘:《内经语言研究》,北京:人民卫生出版社,1990年。

山东中医学院、河北医学院校释：《黄帝内经素问校释》，北京：人民卫生出版社，1982 年。

孙广仁主编：《中医基础理论》，北京：中国中医药出版社，2002 年。

翟双庆、黎敬波主编：《内经选读》，北京：中国中医药出版社，2016 年。

张灿玾主编：《黄帝内经文献研究》，上海：上海中医药大学出版社，2005 年。

张灿玾、徐国仟：《针灸甲乙经校注》，北京：人民卫生出版社，1996 年。

［日］山田庆儿：《古代东亚哲学与科技文化——山田庆儿论文集》，沈阳：辽宁教育出版社，1996 年。

后　记

　　从 2000 年我本科就读于山东中医药大学中医学专业算起，接触中医已经 23 年了。我读大学的那个年代，学医无论是西医还是中医，都明确限定理科生才能报考。我本来报考的是山东的一所西医院校，却阴差阳错到了中医院校。对理科生而言，大学第一学期便要学习阴阳五行，可想而知是有多么排斥。从排斥中医，到理解中医，再到信任中医，于我而言，的确是经历过一个漫长的过程。老实讲，我对中医真正信任的建立，并不是缘于对中医理论研究的深入，而是因为从事中医临床门诊工作时，确实感受到了中医的疗效。也正是因为看到了疗效，我才更有兴趣地深入到中医古籍中去研究中医理论。

　　"内经选读"是大学中医专业的必修课，当年学这门课时并不觉得难。后来想想并不是《黄帝内经》容易懂，而是"内经选读"只选了一些容易懂的原文。而且，所选的原文与《中医基础理论》教材的理论体系高度吻合。据我所了解，不少中医院校的"内经选读"与"中医基础理论"授课老师是同一批老师。所以，读大学时，我一直认为"内经选读"就是《黄帝内经》，错以为我们今天的中医就是《黄帝内经》那个时代的样子，《黄帝内经》建构了中医的"传统"，这个"传统"延续到今天便形成了现代中医基础理论。

说来惭愧，直到 2008 年读博后，我才把《黄帝内经》全书认真通读一遍。读完以后，才感觉到以往对《黄帝内经》认识的肤浅，《黄帝内经》原来并不好读，现代中医理论与《黄帝内经》也存在不小的差异。读书时我做了不少笔记，部分内容还曾摘录出来连载在 2011 年的《山东中医药大学学报》上。今天写这本小书时，我又找出来读了一下，尽管当时的许多观点在今天看来并不成熟，但它却代表了我对《黄帝内经》进行独立思考的开始。观点有错并不可怕，可怕的是没有思考。

要特别感谢成都中医药大学教授王家葵老师的推荐，感谢中华书局上海聚珍文化传媒有限公司副总经理贾雪飞女士的认可，让我来写这本书。真正着手写作时，才觉得太难了。中医行业哪个人没或多或少读过一点《黄帝内经》？哪个中医院校

没有讲"内经选读"的老师？如果把这本书写成《内经选读》
或是《中医基础理论》教材样貌的《黄帝内经》，何须再浪费
笔墨？大多数普通读者可能仅知《黄帝内经》之名，并不了解
中医理论，而《〈黄帝内经〉通识》作为中华书局"中华经典
通识"系列的一种，宗旨是以简明的文字让大众真正了解这本
"不明觉厉"的经典到底是部什么书。

通识并非面面俱到的普及，作为一本小书，不可能先普
及阴阳五行、脏腑经络、气血津液、病因病机等中医基础理
论知识后，再去讲《黄帝内经》。这些基础知识，大家可以通
过《中医基础理论》教材和许多中医通俗科普读物去了解，并
非难事。《黄帝内经》内容庞杂，我主要选择一些容易被今人
误读的、与传统文化关联密切的、容易引起大家日常生命共鸣
的内容来谈。挂一漏万，在所难免，涉及医理的内容也不乏晦
涩，希冀广大读者谅解指正。

《黄帝内经》内容博大精深，普通读者无须耗费过多精力
去研究艰深医理。撰写这本书时，我想起读中小学上语文课
时，老师会让我们总结文章的中心思想，许多年过去后，大部
分文章的具体词句都已忘记，但至少还能讲出个大概，应该就

是拜"中心思想"所赐吧。受之启发，在本书的导言部分，先摆出全书的一些核心结论，其后在正文中再做具体分析，如此应当能令读者更容易理解《黄帝内经》。多年之后，如果大家还能记得我在导言中介绍过《黄帝内经》是怎样一本书，这本通识小书便有其意义了。如果还有人通过这本小书激发起阅读《黄帝内经》和了解中医的兴趣，进而感受到中医对于生命的独特理解和其中蕴含的传统智慧，知行合一，身体力行，那便善莫大焉。

写这本书时，触发了我对大学求学时代的美好回忆。讲授"中医基础理论"的是孙广仁老师，讲授"内经选读"的是魏凤琴老师，正是他们为我打下的基础，让我可以站在巨人的肩膀上，有朝一日可以去"批判"我曾经被灌输过的知识。读研究生以后，廖育群老师、黄龙祥老师的著作是引发我对中医基础理论体系进行深入反思的直接促因。他们让我知道，好的学术应该是有独立思考、引人深思的学术，而非人云亦云的"传声筒"和"搬运工"。这也是我一直不懈追求的高度。

写作是一个耗费时间和心力的过程，占据了大量陪伴女儿的时间。她今年才四岁，还完全不懂我每日在写些什么东西。

希望等她长大了，会读读这本小书，了解中医之余，知道爸爸做的事是有意义的。

2023 年 11 月 12 日 广州墨香南园

书稿修订过程中，王家葵教授、贾雪飞编审和责编周天、吴艳红老师等给了很多有价值的建议，一并致谢！

2024 年 3 月 8 日 广州中医药大学